BOV BJERG

DEAD LINE

ROMAN

kanon verlag

Die Erstausgabe von »Deadline« erschien 2008 im Mitteldeutschen Verlag (Halle/Saale).

Für die vorliegende Neuausgabe hat der Autor den Text revidiert.

ISBN 978-3-98568-002-3

1. Auflage 2021

Lektorat der Originalausgabe: Sabine Franke
Umschlaggestaltung Anke Fesel / bobsairport
Herstellung: Daniel Klotz / Die Lettertypen
Satz: Marco Stölk
Druck und Bindung: Pustet, Regensburg
Printed in Germany

www.kanon-verlag.de

Für M.

Der Fußboden ist die Unterlage unserer täglichen Existenz, auf ihm ruht und bewegt sich das ganze Tagesleben.
Raoul Tranchirer

Der Boden ist die durch Verwitterung entstandene Schicht an der Grenze zwischen der Atmosphäre und der Lithosphäre. Dieser Bereich ist von Wasser, Luft und Lebewesen durchsetzt.
Wikipedia

Eine Mail von der Agentur. Ich las: »pulse – Puls, Takt, Rhythmus«. Ich las: »taking decisions«, »your task«. Und die senkrechten Striche seien extraordinarily annoying. »Stehen die für ›oder‹, oder wofür stehen die?«

1

Da war ich sechs Jahre alt. Da war ich zehn Jahre alt. Da war ich gerade zehn, zwölf, fünf, acht, eineinhalb, elf Jahre alt. Ungefähr, erst, etwa, knapp fünf Jahre alt.

Seit diesem Tag vor dreißig Jahren war ich immer pünktlich. Überpünktlich. Heute, im Beruf, war das von Vorteil.

2

Deadline war Deadline, Deadlines waren servanda. Fünf Minuten vor der Zeit: wahre Pünktlichkeit. Höflichkeit der Könige, courtesy der kings. Nur noch die Überschrift: The results you want! Die Resultate, die Sie wollen? Für Taschenrechner unmöglich. Für Ergometer: machbar. Nicht brillant, aber machbar. Die Resultate, die Sie wollen! In einer halben Stunde war Deadline.

Abflug: 18.25.

Check-in: 16.25.

Zwei Stunden Weg zum Flughafen (zu Fuß!) – Aufbruch: 14.25. Knapp drei Stunden, dann musste ich los. Genaue Uhrzeit: 11.30.

Boden: Sisal, Boden: Nadelfilz, Boden: Steinzeug (Schachbrett). Der Kühlschrankhebel klackerte. Die Katze rutschte | schleuderte um die Ecke, zur Küchentür herein, bremste drei Fuß entfernt. Lauerte. Die Polystyrolschachtel knarrte | raspelte | quietschte, als ich sie aus den Gittern zog. Frittierte Auberginen, Hacksteaks u. Ä., Backkartoffeln, ein Extradöschen Sour Cream. Ich fingerte ein Würstchen aus der Box und warf es der Katze | dem Stubentiger | Patchworklöwen zu, die beugte einen breiten Kopf darüber und nickte und biss und kaute und nickte. Ich zog einen Sack Katzenstreu vom Zwischenboden, stellte ihn neben den halb leeren Sack neben der Katzentoilette in der Menschentoilette, anderthalb Säcke, das musste reichen, das würde reichen. Dicke würde das reichen, dicke. Ich war schon wieder am Schwitzen. Die Mikrowellenelektronik klirrte | schepperte pling-pling-pling. In einer viertel Stunde war Deadline.

Lies nicht beim Essen! Lies nicht beim Essen! Ich konnte gut vermeiden, dass beim Essen das Fett aus dem Essen oder die Soße oder der Saft aus dem Essen auf die Tastatur tropfte oder das Essen aus dem Essen tropfte. Ich konnte das gut vermeiden, das konnte niemand so gut vermeiden, wie ich das vermeiden konnte. Im rechten Moment die richtige Drehung. Drehung aus dem Handgelenk, aus der Schulter, im Extremfall (Tropfen unter Unterlippe, beide Hände voll) radikales Rückwärtskippen des Kopfes, Stirn nach hinten, Kinn nach vorn.

Knapp drei Stunden, dann musste ich los. Hohe Zeit, mich endlich vorzubereiten, einzulesen, einzugrooven, ich hatte ja alles vergessen, die Originaldateien schon lange gelöscht. Die Suchmaschine schrieb die Sätze fort:

»nach Hause gehen und«. Nach Hause gehen und ein bisschen was frühstücken. Nach Hause gehen und wieder von vorne beginnen. Nach Hause gehen und über dein Leben nachdenken. Nach Hause gehen und hatte keine Beschwerden.

Uhrzeit: 11.55. In fünf Minuten war Deadline.

The results you want! Die Resultate, die Sie wollen? Viel zu teigig. The results you want! Jeden Tag die Resultate, die Sie wollen? Zu beflissen. Zu muttchenhaft. Topfig. Topfit. Täglich Top-Ergebnisse! Das war es. Täglich Top-Ergebnisse! Eine Headline vom Feinsten. Headline vor der Deadline, Kund hat Grund zum Nettsein. Täglich Top-Ergebnisse! Täglich auf der Stelle treten, strampeln, radeln, Top-Ergebnisse mit Pulsmessung per Ohrclip, Kardio-Programm und elektromagnetischer Wirbelstrombremse, Top-Ergebnisse mit TFT-Display und interaktiven Trainingsfilmen (Galibier, Fedaia, Wurzjoch, Grossglockner High Alpine Road), Top-Ergebnisse mit optionalem Leistungsdiagramm-Laserdrucker, da konnte man die Werte schwarz auf weiß oder bunt auf weiß oder bunt auf bunt nach Hause tragen vom Heimtrainer bzw. zu Hause lassen, vom Drucker zum Schreibtisch tragen, lochen und im Persönlichen Fitness-Assistenten abheften. The results you want. Täglich Top-Ergebnisse!

Ich änderte die Überschrift, prüfte noch einmal das Cleaning, kontrollierte Tags und Absatzmarken. Ersetze unsichtbaren Text durch nichts. Ein paar Tabellen waren zerschossen, das hatte ich übersehen, jetzt wurde es doch noch knapp. Tabellen flicken, kopieren nach: Out-Ordner. Translation Memory, Query. Hatte noch keine Query geschrieben. Dokument öffnen? Ja klar, nun mach schon! In die Query die Alternativen (pulse: Puls | Takt | Rhythmus), zu recherchierende Trademarks (Moviebike?), To Do's. »In den Teilen drei bis acht die Absatzmarken noch entfernen bitte, danke, Bussi«. Ordner zippen, Mail an Lektor. Dreißig Minuten nach der Deadline, sorry für the delay, Ctrl + Return und ab. Rechnung an die Agentur, dazu eine Message: Bin die Woche weg, vacation wie angekündigt.

Ich packe meinen Koffer und nehme mit: Oberteile (7+1).

Ich packe meinen Koffer und nehme mit:
Oberteile (7+1) und Socken (7+1).
Oberteile und Socken und Slips (7+1).
Oberteile und Socken und Slips und Rock (1).

Hosen (2), Blusen (3), Wasch- | Kulturbeutel. Kultur, das war Haarbürste, Zahnbürste, Zahnpasta, Tampons. Deoroller, Creme Tag, Creme Nacht, Lidschatten, Wimperntusche, Lippenstift, das war Kultur. Aus Läuseblut, wer's glaubt. Und Wattepads.

Es klingelte an der Wohnungstür. Boden: Nadelfilz (aubergine). Im Treppenhaus Jeff. Er habe sich gefragt | er habe gewundert, »I wondered«, ob ich wohl noch da sei. Ob ich wohl vergessen hätte, ihm den Wohnungsschlüssel rüberzubringen, oder vielleicht auch mich anders entschieden. Das wäre, wenn es denn so wäre, durchaus kein Problem, nein, gar nicht, keineswegs.

Ich packe meinen Koffer und nehme mit: Slipeinlagen, Diaphragma, Gel. Voraussetzung für einen guten Sitz: eine ausgeprägte Nische hinter dem Venusknochen am Vaginaleingang. Regenjacke, Sandalen, Slipper. Slip, Slipper, slippery slope. Laptop, Handheld, Kabel (div.). DVDs (Wörterbücher, Lexika etc.), Papier. Einen Drucker würde Schwesterherz schon haben, nein, würde sie natürlich nicht haben, die 24/7-Mutterhausundehefrau, Faltenrock around the clock. Jeden Tag die Resultate, die Sie wollen.

Ich brauchte einen Drucker, für die Korrekturbögen, ich konnte nicht korrigieren am Schirm. Lesen ja, nicht korrigieren. Gegen eine Bildschirmschrift, da war kein Auflehnen. Der Bildschirm hatte immer recht, der Rechner, das Netz, die Suchmaschine auch, die Suchmaschine hatte erst recht recht.

Der Schwager, der Mann im Haus, die Hosen an, der würde sicher einen Drucker haben, in seinem Arbeitszimmer. Schwesterherz hatte in ihrem Arbeitszimmer Spülmaschine (eintausend Watt), Herd (neunhundert Watt) und Dunstabzugshaube (zwei mal zweihundertzwanzig Watt). Den Drucker konnte ich hierlassen, einen Drucker hatte sicher der Schwager in den Hosen, die er anhatte, ziemlich sicher.

Im Treppenhaus Jeff.

Ich: »So you don't want to look after the cat?«

Nein, nein, er habe nur gewundert.

»She can stay at the cat hotel, that's absolutely no problem.«

Nein, nein, es sei okay für ihn, ohne Weiteres okay.

»I can have her put to sleep, that's fine for me.« Bei »me«: Stimme steil nach oben. Rascher Anflug bis zum »r« von »for«, durchstarten, Joystick ranreißen. »That's fine for meee.«

Jeff starrte. Als ob der Vorschlag mit dem Einschläfern ihm gegolten hätte. Ich zeigte ihm die Katzenstreubeutel und erklärte, dass er nach Möglichkeit zwei Mal täglich den Futternapf füllen und die Kacke aus der Kiste schippen solle. Sei die Kiste verkackt, gehe die Katze nicht mehr dort, sondern überall anders hin, sich zu entleeren. Er habe eine gute Haftpflichtversicherung, lachte Jeff sinnlos.

Ob er einen Kaffee wolle? Einen Sunny-Sunday-Afternoon-Kaffee? Uhrzeit: 13.10.

3

Boden: Ziegel (Läuferverband). Hinter mir der Rollkoffer. Er kollerte und wackelte, die Rädchen quietschten. Der Koffergriff vibrierte in den gekrümmten Fingern. Eine Einfahrt, davor eine Bordsteinabsenkung. Das eine Rädchen verstummte, das andere quietschte tiefer, eine Quarte (Terz?) tiefer, dann kippte der Koffer weg, der Koffergriff verdrehte sich und wand sich aus der nassen Hand. Es war eine Schnapsidee gewesen, einen Koffer mit Griff an der Schmalseite zu kaufen, weil das angeblich schlanker wirkte. Es war eine Scheißidee gewesen, zu glauben, man könne so einen Koffer zu beherrschen lernen, es komme nur auf die Übung an, und nach zehn oder nach fünfzig Reisen habe man den Griff so eines Koffers schon im Griff. Hatte man nicht.

Kurze Rast, nur kurz, ganz kurze Rast. Vorn das leere Pflaster, versetzte Klinkerbänder, quer über den Bürgersteig. Die Steine dunkel feucht. In den Ritzen Schaum. Der Gehweg war gerade erst mit Seifenlauge abgespritzt worden.

Rechts Fassaden. Ich wischte einen Ziegelabriebstrich von der Hartschale (dunkelsilber) des Hartschalenkoffers. Ein weiterer weißer Kratzer. Der fiel kaum auf. Die Hartschale, die nicht sehr hart war, war mit weißen (Talkum) Strichen gemustert.

Ein Schweißtropfen glitt den Nasenrücken hinunter, rutschte auf den rechten Flügel, blieb am Nasenloch hängen, schien innen wieder hochzukriechen, kitzelte, fiel ab. Weiter.

Rechts Glas (ich, Koffer), Glas (ich, Koffer), Edelstahl, Backstein, Backstein, Glas (ich, Koffer), Backstein, Granit, Messing, Sandstein, Glas (ich, Koffer), Granit. Sandstein gekrönelt, Granit geriffelt, Marmor gestockt. Weit vorn wehte ein Schatten übers Trottoir, eine Ratte oder ein Papierknäuel. Es war eine völlige Schnapsidee | Scheißidee gewesen, zu Fuß zum Flughafen gehen zu wollen, durch die halbe Stadt bis zum Kai. Die Oberschenkelinnenseiten rieben | scheuerten bei jedem einzelnen Schritt aneinander und ich schwitzte wie ein Schwein, du fette Sau, du fette Sau. Ich sezierte dieses absurde Vorhaben beim Gehen, die Gedanken unterlegt von Hosenstoffkratzen und Rollkoffergrollen, Beweggründe, frühkindliche Motivation usw., der Fall lag ja ganz klar. Boden: Ziegel, ein Schachtdeckel, Gusseisen kreuzschraffiert. In der Schraffur erhaben ein Pfeil, der zeigte die Richtung. Zum Glück war es Sonntagnachmittag, zum Glück war hier kein Mensch unterwegs. Zum Pech war kein Taxi zu sehen.

Sandstein, Sandstein, Backstein, Glas (ich, Koffer), Marmor. Grüner Marmor. Indien? Rosa Marmor. Norwegen? Vermont wahrscheinlich, alle beide, grün und rosa. Edelstahl, Granit, Glas (ich, Koffer), Glas (ich, Koffer), Backstein. Vorn Backstein, rechts Backstein. Dieses Zusammen von senkrecht und waagrecht, Fassade und

Gehweg. Dieser rechte Winkel, dieser jähe Wechsel vom Stehen zum Liegen, ohne jeden Übergang. Den konnte man da im Raum ja dauerhaft sehen, den Wechsel, festhalten, festklopfen, festmauern | -betonieren | -schrauben. Der Koffer kippte. In der Zeit konnte man ihn nicht fixieren, diesen Moment zwischen Stehen und Liegen, nicht einmal die Sekunden davor, die letzten Sekunden. Ich hob den Koffer auf die Rädchen. Diese Scheißzeit, die ging einfach weiter und weiter. Ich blieb wieder stehen, wischte Salzwasser von der Oberlippe, von der Stirn, aus dem Dekolleté.

Im ganzen Finanzviertel gab es nur einen Imbiss, der am Sonntag geöffnet hatte. Er lag zwei Häuser entfernt. Glas (ich, Koffer), Glas (ich, Koffer). Ich war gut in der Zeit, gut in der Scheißzeit. Ich war immer pünktlich.

Am Tresen lehnten zwei Männer. Clowns in Karohosen, gelbe und grüne Riesenkaros. Die Bedienung stapelte Donuts in Pappschachteln, Dutzende, von jeder Sorte einen. Sagte: »Und nicht mit dem Essen spielen.« Die Clowns nickten. Mit Packpapiersäcken drängten sie sich vorbei. Rote Haare, blaue Haare. Der eine hatte seine Nase auf die Stirn gesetzt.

Ich bestellte fünf Donuts. Einmal natur, einmal mit Schokoladendragees (hier: M&M's, drüben: Smarties). Dreimal orange Glasur. Und einen großen Kaffee.

Draußen vor dem Schaufenster zwei kahle Männer und zwei dünne blonde Frauen. Auf den T-Shirts der Männer stand »<beer>«, darunter stülpten sich die Bäuche nach außen, nach vorn zur Schaufensterscheibe, zu mir her, unter den Bäuchen stand: »</beer>«. Auf den Tops der Frauen: »<tits>«, darunter wie angekündigt, darunter: »</tits>«. Beer, beer, tits, tits. Slash beer, slash beer, slash tits, slash tits.

Ich verbrühte mir die Zungenspitze am Kaffee.

Hinten grollte der Rollkoffer, rechts stiegen die Fassaden, vorn lag das rotbraune Pflaster. Vorn stand in der Luft ein Radau, in den ging ich Schritt für Schritt hinein. Dieselmotoren | -generatoren (Brummen), Stahl (Kreischen), Beton (Knirschen). Der Rollkoffer schob und drängelte, die Räder murmelten: Beeil dich, beeil dich! Quietschten in den Naben. Ein Orchester von Pressluftbohrern. Eine Bigband? Erst hörte ich im Lärm das Rollen nicht mehr, dann nicht mehr das Quietschen, nur noch Lärm, klaren, reinen Lärm, dann stand ich an einem Metallgitterzaun. Schuttlastwagen, Bagger, Planierraupen. Eine Zugramme zog ihr Gewicht, pile driver (tech.), den Rammbär | Fallblock | Rammklotz, der eine hatte wirklich auf »Rammbär« bestanden, der eine Hersteller damals, zog den Rammbär langsam in die Höhe, brumm brumm, stoppte, klinkte aus, das Eisen rutschte nach unten, zwei Tonnen, knallte auf die Stahlspundwand mit Zisch und Tschakka. Die Ramme zog das Gewicht langsam nach oben, und wieder. Von den rostigen Spundwänden phosphoreszierten Lettern und Ziffern grün und orange.

Betonpfeiler und Eisenträger. Reste der alten Autobahn, der Hochstraße. Eine durchtrennte Fahrbahn, aus der die rostige Armierung ragte, zerrissene Abwasserrohre, Leitungsschächte und Kabel. Ein Bagger mit Hydraulikschere, die schnitt durch Asphalt und Unterbau. Brocken stürzten herab. Jemand schwenkte einen Schlauch, der versprühte Wassertröpfchen. Wo sie zu Boden sanken, war die Luft rein und klar und durchsichtig, für ein paar Augenblicke.

Unten gingen Arbeiter schon auf der Tunneldecke herum, Arbeiter in Bauwesten, muskulöse Donuts mit oranger Warnglasur, riefen Anweisungen, eine Spur zu laut, stießen Zeigefinger in die Luft und schwenkten Arme, eine Spur zu deutlich, und selbst der, der ganz am Rand im Schatten eines Bretterstapels dicke Nägel aus gebeizten, teerverschmierten Bohlen zog, führte das Eisen wie bei einer Schauspielprüfung. Eine Raupe mit breitem Ausleger strich glänzend schwarzes Erdpech | Bitumen auf den Beton. Das Bitumen dampfte.

Der Autoverkehr sollte unter die Erde, sollte unter der Erde, sollte in die oder in der Grube fahren, dazu rissen sie die Stadt auf, von oben nach unten, Nord nach Süd. Sie schlugen der Hochstraße die Stelzen weg und drückten den Verkehr in den Tunnel und Gras drüber. Jetzt waren sie beim Graben also hier angelangt. Da vorn ging es weiter.

Vor einem halben Jahr noch ging es da vorn weiter, unter der Hochstraße durch, an den Reihen der parkenden Autos vorbei, hinüber zur Wasserfront. Da vorn ging es nicht weiter.

Ein Schild, »Zur Wasserfront hier entlang 1,5 Meilen«, ich zog den Rollkoffer am Lärm vorbei, den Zaun entlang, entlang an Armiergitterhaufen und Schalbretterstapeln. Manchmal kippte der Koffer, ohne dass ich gehört hatte, dass ein Rädchen nicht mehr quietschte. Kippte, der Griff drehte sich, bog die Finger auf, dann lag der Koffer da, die Rädchen von sich gestreckt.

Ich schwitzte | transpirierte, tropfte am Zaun entlang, entlang an der Großen Grube, am Big Dig, wie sie es nannten. Big Dig, man musste genau sein mit der Aussprache, Big Dig, Big Dick, vorbei an Handramme und Pressluftstampfer, ich schlingerte ins Schlüpfrige, oversexed (overdressed?) and underfucked, diese Geilheit in der Panik, wenn alles zu spät war. Ich war gut in der Zeit. Vorbei an sonnengebackenen Donuts, die kurz her, durch mich durch, wieder weg schauten.

Ich roch. Ich roch etwas. Heißer Stein, verbrannter Staub. Verbrannter Steinstaub, scharf und beruhigend. In diesem Geruch war alles gut. Hinter dem Metallzaun sprühte ein Trennschleifer Funken. Ein Donut beugte sich mit der Maschine über einen Bordstein aus Granit.

Schleifstaubwölkchen und Qualm wehten herüber. Ich hatte Zeit. Silberne Schwaden. Ich zog Staub und Rauch in die Nase. Zog den Geruch über die Riechschleimhaut ins Stammhirn, vom Stammhirn ergoss der Geruch sich in meinen Leib. Alles war gut. Keine Vergangenheit, keine Geschichte. Und dann war es wirklich so (und nicht nur supposed to be): reine Gegenwart. Ruhig und heiter wie ein Mensch, dem nichts mehr geschehen kann. Kein Koffer, der kollerte. Kein Koffer, der warnte: Beeil dich, beeil dich!

Der Arbeiter setzte die Schleifmaschine ab und zog die Schutzbrille aufs Kinn. Er lachte und rief herüber, ich konnte nicht hören, was. Ich schaute weg, auf den Weg: Granitplatten. Uhrzeit: 15.10.

4

Am Pier. Boden: Beton. In der Marina Jachtengedümpel, Mastenwinken. Das Wasser klatschte an Bootsrümpfe, Kaimauern, Anlegerpfosten. Ich war noch immer gut in der Zeit. In vierzig Minuten begann der Check-in, da drüben am anderen Ufer. Das Wassertaxi wackelte | schaukelte | gautschte zum Anleger her. Neben mir ein Mann, er reckte den Kopf (Seitenscheitel) aus einem hellen Blouson, er wippte auf den Schuhspitzen und rief zu den Kassenhäuschen hinüber: »Kommt ihr jetzt endlich?« Auf Deutsch. Der Bootsführer warf die Leine über den Pfahl, sprang an Land und zog die Alubrücke herüber. Von den Kassenhäuschen eine Frauenstimme: »Ich weiß nicht, ob das das richtige Boot ist!«

»Aber ich weiß es!« Der Mann winkte die Familie her, an sich vorbei, erst die Frau, dann die Kinder. Die Frau blieb stehen, die war auch nicht gerade schlank, winkte die Kinder an sich vorbei, »Vorsicht auf der Brücke! Haltet euch fest!« Die Kinder balancierten, die Arme ausgestreckt, freihändig über das Blech. »Komm«, sagte die Frau zum Mann, winkte auch ihn vorbei, dann setzte die Frau sich wieder in Bewegung, schließlich stand die ganze Amöbe, Mann und Frau und eins, zwei, drei Kinder, auf den Planken des Wassertaxis.

Ich drückte mich durch das Brückengeländer aufs Boot. Setzte mich auf den Schwimmwestenkasten, den Rollkoffer neben den Schenkeln. Die Griffstangen links und rechts, der Hartplastikgriff oben quer. Ein Monitor, durch den ich die Passagiere bewachte. Zweireiher, die von der Sonntagsarbeit nach Hause fuhren, zurück in die Einflugschneise, zu ihren Häuschen mit Grüngrün vor dem Fenster und Ergometer dahinter. Täglich Top-Ergebnisse! Ein paar Touristen mit Reisetaschen. Ein Pärchen von der Westküste, drei Italiener.

Früher waren die Fähren am Wochenende voller Downtown-Familien gewesen, die einen Ausflug zum Flughafen machten, und voller geschiedener Väter mit ihren Söhnen. Seit ein paar Jahren waren die Fähren am Samstag und Sonntag fast leer.

Der Kassierer kam mit einer Kellnerbörse (Glattleder, schwarz). Zum Deutschen sagte er: »Die Karten gelten hier nicht. Zehn Dollar.« Er lachte, und das klang, als lache er in eine Polystyrolschachtel. »Nein, Wale können Sie hier nicht sehen. Seien Sie froh. Sieht diese Gondel vielleicht hochseetauglich aus? Der Finback sagt einmal Hi mit dem Blasloch, und zum Abschied gibt er uns die Fluke, dass es ein Abschied für immer ist. Wir fahren bloß rüber und wieder zurück, das ist alles.«

»Der fährt nicht zur Sandbank. Der fährt zum Flughafen.« Der deutsche Mann, zur Frau.

»Der fährt zum Flughafen.« Die Frau, zu den Kindern.

Der eine Junge: »Au jaaa, Flugzeuge anschauen!«

Das Mädchen: »Keine Walfische?«

Mann, zum Kassierer: »Man kann bestimmt die Flugzeuge anschauen, da drüben? Gibt es eine Besucherterrasse?«

Kassierer: »Geschlossen, aus Sicherheitsgründen, you know.«

Ich schob den Koffergriff in die Schale und schaute aufs Wasser. Irgendwo da hinten, aus dem Hafen raus und links, da schwammen die Wale, weideten wie dicke Schweine über der Sandbank, fette Sau, fette Sau. Die dicken Wassersäuger, die hatten es leicht, die saugenden Dicken, die mit ihrem Auftrieb, stiegen und sanken, manchmal sprangen sie sogar aus dem Wasser, Berge von Fleisch und Tran auf wenn auch kurzen, aber doch: Parabelflügen, ohne Gewicht in der Sekunde am Scheitel.

Es gab auch Haie da hinten, ich hatte sie selbst einmal gesehen, im Fernsehen, wie sie ein Whalewatchingboot umkreisten, schwarze Streifen, denen das Gekräusel an der Wasseroberfläche die Konturen zerrupfte. Ich langte in die Packpapiertüte. Oranger Zuckerguss leuchtete. Ich kaute und fühlte mich leicht.

Das Mädchen heulte, der Vater beugte sich zu ihr, sagte: »Wir fahren doch gleich wieder zurück. Und dann fahren wir zu den Walen. Schau mal, da landet ein Flugzeug.« Er wies mit ausgestrecktem Arm nach oben und schaute nach unten. Rechter Winkel von Arm zu Blick. Scheitelpunkt: Schläfe. Der Junge stand daneben mit eingezogener Oberlippe und observierte die Schwester. Als ihr Schluchzen nachließ, rief er: »Flugzeuge! Ich will Flugzeuge anschauen!« Das Mädchen jaulte auf. Ich biss in die weiche Masse, schluckte den fettigen Brei, freute mich zwischen den Bissen am Glanz des Orange. Das Mädchen wurde wieder leiser, der Junge rief nach Flugzeugen, das Mädchen heulte wieder auf. Zwei Geschwister als Wankelmotor, die Explosionskraft des einen hielt den Kolben des andern am Drehen. Das dritte Kind räusperte sich leise.

»Müssen wir auch von Bord?«, fragte der Vater den Kassierer. »Wir fahren ja gleich wieder mit zurück.« Der Kassierer gab keine Antwort. Der Vater winkte die Frau an sich vorbei, die blieb noch vor der Gangway wieder stehen, winkte die Kinder vorbei, »Vorsicht! Haltet euch fest!«, winkte, »Komm!«, den Mann vorbei und stelzte auf zwei umgedrehten Spitzkegeln selbst an Land.

Uhrzeit: 16.10.

5

Boden: Asphalt. Beine unter Zigarettenrauchwolken. Ich ging, so gut es ging, etwas schneller, um noch den Spalt in der Drehtür zu erwischen. Ich war gut in der Zeit, es würde nichts ausmachen, wenn ich fünf Minuten später zur Abfertigung käme. Die zwei Stunden, die man früher da zu sein hatte, waren sehr reichlich bemessen, die reichten dicke. Dicke reichten die. Ich ging ein wenig zu schnell, ich rutschte | schleuderte durch den Spalt in die Schleuse, Boden: Grobschmutzbelag (PVC, flexible Schlinge), zog mit einem Ruck den Rollkoffer herein. Der hob ab, setzte wieder auf, wackelte, kippte. Griff drehte sich aus Hand, Koffer fiel zur Seite. Die Drehtür touchte das Hindernis, stoppte. Hörte auf, sich zu drehen. Ich prallte gegen die Scheibe. Ich klemmte fest, ein Wal in einer riesigen Reuse. Ein Wal auf dem Weg zum Flug, welch ein vermessener Plan. Statt ins Wasser zu gehen. Auf der Scheibe ein Folienvogel, ein Schattenriss. Der Umriss eines Habichts oder Sperbers, vielleicht einer Rohrweihe. Die gab es hier doch gar nicht, also keine Rohrweihe. Falls doch Rohrweihe, dann wegen einer Wissenslücke des zuständigen Flughafenbehördenbeamten. Es war ja ganz unklar, ob die hiesigen Singvögel vom Schatten eines Vogels, von dem sie gar nicht wissen konnten, dass er ihnen gefährlich werden konnte

(Rohrweihe), sich überhaupt vergrämen ließen. Ob sie sich von so einem Vogel überhaupt davon abhalten lassen würden, sich die Flügelchen oder die Schädelchen am Glas zu brechen. Habicht, Sperber, Rohrweihe, ich war mir nicht sicher. An den Folienschwingen waren die Enden, die Federfransen | Flügelspitzen abgeplatzt, und auf die kam es an. Die Scheibe füllte sich mit einem Beige, das umrahmte das Schwarz des Vogels. Es folgte: Erschlaffung der Ziliarmuskeln, Abflachung der Augenlinsen, Verringerung der Brechkraft. Akkommodation. Da waren Objekte in der Ferne, da draußen, hinter dem Glas. Ein, zwei, fünf Männer glotzten herein in das Walfischaquarium, fünf beigefarbene Trenchcoats, pressspanplattenbeige. Ein sechster Mann im dunklen Mantel. Käpt'n Ahab und seine Offiziere. Da bläst er! Da bläst er! Einen Höcker wie ein Schneeberg!

Uhrzeit: 16.30.

Der Flugschalter war schon besetzt. Noch standen keine Leute davor. Ich war viel zu früh. Eine Dame im blauen Kostüm hantierte hinter dem Tresen, sortierte Unterlagen, Boardingkarten, Zollpapiere. Uhrzeit: 16.35, perfekt. Sie stapelte Mappen und Schächtelchen in einen Rollschrank, rutschte vom Drehstuhl, stellte ein Schild auf: »Closed«.

Wann der Check-in für meinen Flug beginne, fragte ich, nannte die Flugnummer. Sie schaute auf, als habe sie nicht verstanden. Ich schaute nach oben, zur Anzeigetafel, las: »boarding«. Die Buchstaben ratterten durcheinander, ich las: »in air«. Ich fingerte in den Ticketlappen, die Abfertigungsdame sagte: »Ihre Abflugzeit steht ganz vorn, gleich auf dem ersten Blatt.«

Ich sagte: »Ich weiß.«

Ich las: »Departure: 16.25.«

Auf dem Tresen stand ein Kästchen, darin lagen Adressfähnchen, schmale Kartons, laminiert, mit elastischen Kordeln daran (Gummi, Überzug: Lurex).

Uhrzeit: 16.36.

Nebenan: Eine Milchglastür glitt zur Seite. Trenchcoats stürzten heraus. Ein Mann zwischen dreißig und vierzig schob einen Buggy, darin saß ein Kind, den Kopf in den Nacken gelegt. Eine Frau zwischen dreißig und vierzig schob einen Rollstuhl, darin saß ein Mensch, das Kinn auf der Brust, das weiße Haar (schütter) nach vorn. Auf der Außenseite der Armlehne ein Schild | eine Tafel | eine Verkleidung, Seitenverkleidung, Außenseitenverkleidung mit dem Logo der Fluggesellschaft.

Eine Dame schob einen Kofferkuli, auf dem lag ein karierter Stoffkoffer. Sie kniff die Augen zusammen, blickte um sich, Terminal auf, Terminal ab.

Ein Mann im Trenchcoat. Er schritt mit durchgedrückten Knien zum Ausgang, den Blick waagerecht | parallel über der Erde (PVC, flache Noppen, anthrazit). Er trug die Aura des eben Gelandeten mit sich, des eben Geflogenen. Ein Mann, der wusste, wer er war. Seinetwegen war das Flugzeug geflogen, seinetwegen hatten Ingenieure diesen Apparat entworfen, hatten Mechaniker Turbinenblätter gefräst, Tragflächen montiert, seinetwegen hatten Übersetzerinnen Flughandbücher übersetzt, Broschüren und Presseerklärungen und die Gebrauchsanleitung auf den Kotztüten. Seinetwegen hatten Stewardessen gestärkte Blusen und Flugabfertiger nachtblaue Uniformen getragen. Seinetwegen war der Pilot am Morgen aufgestanden in seinem Pilotenhotelzimmer und hatte sich gründlich rasiert. Seinetwegen hatten die Brüder Wright ihre Knochen riskiert.

Der Mann, der aus der Ankunftstür trat, war die Wrights, war Ingenieur, Mechaniker, Pilot in einer Person. Er war nicht: Stewardessen, Bodenpersonal. Er war geflogen, und jetzt war er sicher gelandet. Ein Mann, dem keiner etwas vormachte. Aus der Ankunftsschleuse schritten Mann um Mann Männer, denen keiner etwas vormachte, keiner. Einer nach dem anderen, Dutzende Männer in beigen Trenchcoats, und gingen zügig zum Ausgang. Sie waren geflogen, und jetzt waren sie sicher gelandet, da machte ihnen keiner etwas vor. Sie mussten nicht auf die Abholer achten, die vor sich (Brust, Bauch) Schilder trugen mit den Namen von Menschen oder Hotels. Die Schilder: Pappe oder Briefpapier, an Klemmbrettern, in Klarsichthüllen, lose.

Eine Lautsprecherstimme (Bariton?) warnte davor, das Gepäck unbeaufsichtigt zu lassen. Sie wiederholte die Warnung. An einem Leuchtkasten, unter Flaggenrot und -blau und -weiß lehnte ein großer praller Rucksack. Der nächste Mensch war an die zwanzig Fuß entfernt.

Der Bariton wiederholte noch einmal. Eine andere Stimme (Sopran?) unterbrach. Letzter Aufruf für den Flug nach Mailand, die Stimme nannte Namen: -oni, -elli, -ico.

Die Italiener von vorhin, vom Wassertaxi, rannten vorbei, trieben einen Kuli voller Taschen vor sich her, in den Armen Cola-Eimer.

Am Leuchtkasten lehnte weiter der Rucksack. Ein Uniformierter schlenderte darauf zu.

6

Rezeptionistin: »Wie lange?«

Ich: »Eine Nacht. Wahrscheinlich.«

Im Zimmer wuchsen aus dem Boden (Nadelfilz, dunkel meliert) zwei breite Höcker, Hochmoore aus Seegrasgrün und Pflaumenlila. Zwei Tagesdecken, Oberseite/Füllung Polyester, Unterseite Polyamid. Ich rollte eine Decke zusammen, sie klebte an den Fingern, und stellte die Rolle hinter die Tür. Der Fernseher klickte, zischte, ein blaues Rechteck leuchtete in der Mitte des Bildschirms, wuchs, füllte den ganzen Schirm. Im Blau eine weiße Schrift, die begrüßte mich mit Namen und wünschte angenehmen Aufenthalt. Ich legte mich aufs Bett.

Am Ohr: ein Schnarren. An den Augen: was Weißes. Dachte: weiß. Nicht weißweiß. Eierschale. Creme. Dahinter, auf dem Boden, der Boden: dunkel meliert. Graue Böden verfolgten mich, oder ich sie, graue Böden auf Schritt und Schritt. Wieder das Schnarren, ich sprang auf, zur Garderobe hinter der Tür, wo der Mantel hing (Haken: Alu, eloxiert). Die Tagesdeckenrolle kippte in den Flur, auf meine Füße, Polyesterseegras, Polyesterpflaumen um die Knöchel, und Polyamidschnee. Polyamid-Altschnee, graphitweiß, Polyamidstraßenrandschnee.

»Ja?«, sagte ich, an meiner Handwurzel vorbei.

Es sei alles klar mit den Flügen, bis jetzt.

»Ich komme erst morgen. Übermorgen.«

»Ja, liegen denn Erkenntnisse vor? Das hätten die doch gebracht. Die haben nichts gebracht, und in dem roten Band da unten im Fernsehn, da kommt nur Sport, Fußball und ein neuer Vorschlag von einem wegen den Krankenkassenbeiträgen.«

Da saß die alte Dame also im Gemeinschaftsraum bis nach Mitternacht (MESZ) und zappte durch die Nachrichtensender und rief mich an, um mir mitzuteilen, was hier passierte, zu passieren oder nicht zu passieren drohte, oder eben einfach nicht passierte: »Alles klar mit den Flügen, bis jetzt. Aber du musst aufpassen, trotzdem. Das schlägt alles zurück, was dieser Präsident. Man kann es denen nicht verdenken. Du musst aufpassen. Aber wie sollst du aufpassen. Dass du nirgends hingehst vielleicht, wo viele Leute sind, hörst du?«

Boden: strukturierte Schlingenware. Großer Zeh senkrecht zu Teppichstreifen. Sekante rosa, Sekante altrosa, Tangente silbergrau, Passante eisengrau, Passante schwarz. Wieder Rosa. Sie hatten im Zimmerflur andere Auslegware ausgelegt als im Zimmer selbst. Zweierlei Teppichböden. Grau gestreift mit etwas Rosa vor der Badezimmertür. Dunkel meliert, wer wollte, konnte Lilienblütenquerschnitte erkennen, um die Betten, um die Tagesdeckenhöckermoore herum.

»Dein Schwager wartet schon.«

»Auf einen Tag kommt es nicht an.«

»Deine Schwester freut sich auf dich. Der Kleine hat sein Zimmer aufgeräumt.«

»Wegen mir?«

»Er schläft dann beim Großen.«

Auf der Website des Flughafens stand hinter der Flugnummer, was ich schon wusste: »in air«. Wetter Start, Wetter Ziel. Ich klickte »track this flight«. Ein Rahmen|Viereck|Quadrat poppte auf, eine Schrift: Fluggesellschaft, Nummer, nach, von, Ankunftszeit, Höhe, Geschwindigkeit. Unter der Schrift ein dunkelblaues Rechteck (darkblue):

loading map .

loading map ..

loading map ...

Kontinente flossen in das Rechteck. Der Atlantik in Schieferblau (slateblue). Westlich des Wassers: grobes Braun (burlywood).

Eine helle Pixelkurve bog übers Meer nach Osten zu einem Kontinent aus Dunkelkhaki. Ein Strichflugzeug stand bei Neufundland, Höhe Fuß 39tausend, Geschwindigkeit Knoten 531. In air.

Die Maschine suchte und schrieb die Sätze fort:

»Dann passierte etwas«. Dann passierte etwas sehr Ungewöhnliches. Dann passierte etwas Eigenartiges. Dann passierte etwas, was den Grafen und mich auseinander brachte. Dann passierte etwas, worauf ich nicht so stolz bin. Dann passierte etwas Schreckliches. Dann passierte etwas, was ihr ganzes Sprach- und Sozialverhalten zum Stillstand brachte. Dann passierte etwas, das vergesse ich mein Leben nicht mehr. Dann passierte etwas sehr Schlimmes. Dann passierte etwas, und ihr Schlaf war beendet.

Vor mir lag der erste freie Tag seit über einem Jahr. Ich würde ein, zwei Museen besuchen, die Wasserfront entlangflanieren | entlangwatscheln, würde den neuen Hafen anschauen, die neuen Restaurants und die Docks mit den Hochstandardlofts. Ich würde in einen Andenkenladen gehen und Kühlschrankmagneten kaufen mit der Skyline der Stadt darauf, nachtblau der Sky und unter der Line elektrische Sternchen. Die Schwester würde sich freuen darüber, oder wenigstens der Kleine.

Ich drückte Ctrl + M. Mails abrufen. Alle paar Minuten Ctrl + M, um zu hören, ob da draußen noch jemand war.

Eine Mail von der Agentur. Ich las: »pulse – Puls, Takt, Rhythmus«. Ich las: »taking decisions«, »your task«. Und die senkrechten Striche seien extraordinarily annoying. »Stehen die für ›oder‹, oder wofür stehen die?«

Die Agentur teilte mit, dass sie mit meiner Arbeit nicht zufrieden sei, dass Übersetzen auch Entscheiden bedeute, dass ich nicht »ständig« Alternativen anbieten könne. Die Überarbeitung meiner Übersetzungen, die Agentur nannte sie »Entwürfe«, nehme zu viel Zeit in Anspruch, rechne sich nicht. Außerdem, und das sei gravierend, sei das Bodenbelagsglossar seit einer Woche unentschuldigt überfällig. Man habe den Auftrag inzwischen anderweitig vergeben. Man wolle von einer Zusammenarbeit bis auf Weiteres Abstand. Alles Gute.

Ich drückte, Alt + F4, die Mail weg. Auf dem Bildschirm das Fenster des Flight-Trackers. Die Pixelkurve war verschwunden, das Strichflugzeug war verschwunden, Start und Ziel waren verschwunden. Auf der Karte der Atlantik (blau), Amerika (braun), Europa (grau). Über dem Atlantik ein Spruchband, weiße Versalien: »SORRY, NO REAL-TIME INFORMATION AVAILABLE FOR YOUR REQUESTED FLIGHT.«

7

Die Sonne lag schon hinter den Werbetafeln. Ein Trampelpfad (Lehm, trocken, rissig) führte neben einer Privatstraße um das Hotelhochhaus herum. Wo die Straße unters Hotelhaus tauchte, »Wäscherei«, waberte Wasserdampf, stieg aus der Einfahrt hoch und verbreitete lieblichen, beruhigenden, sedierenden Geruch. Lavendel oder Rose oder Vanille, Carbonsäureester eben. Entscheidung! Lieblichen. Lavendel.

Der Trampelpfad knickte weg von der Straße und bog durch verstaubte Sträucher, PET-Flaschen und Grasnarbeninseln hinüber zur Küste.

Ein breiter Riss zerschnitt den Pfad. Ein Farbfleck huschte auf dem Riss entlang. Ein Haftzeher | Gecko (Leopardgecko, Eublepharis macularius), hellorange mit violetten Tupfern, überzüchtet und entlaufen. Er wackelte ins Schwarz hinunter und wieder hoch ins Helle. Blieb stehen. Ich bückte mich mühsam und fasste das Tier, es schlug mit dem Schwanz, dann sah ich einen bunten Rumpf, der ins Gestrüpp wetzte. Noch in der Ferne sah ich ihn durch die Zweige leuchten. Über uns kreiste ein Habicht oder Sperber. Rohrweihe? In meiner Hand zappelte der Geckoschwanz, ich ließ ihn fallen, er lag quer auf der Erdspalte, zuckte und fiel schließlich hinein in die Spalte und verschwand in der Erde.

Am Kliff traf der Weg auf die entlegenste Ecke des Flugfelds. Ein Doppelzaun aus Stahlstabmatten. Zaunkronen: Rollen aus Klingendraht, verzinkt. Zwischen den Zäunen ein Fahrweg. Auf dem Fahrweg ein Geländewagen der Flughafenpolizei. Darin zwei Köpfe. Sie schienen in meine Richtung zu schauen. Vor ihren Gesichtern, in der Seitenscheibe (Einscheibensicherheitsglas, bronze getönt), spiegelte sich die Sonne. Hinter dem Wagen blinkte rot ein Landefeuer. Auf der Kante des Kliffs neigte sich eine Zeile Pinien landeinwärts (Boden: braune Nadeln, Zapfen). Ich setzte mich auf einen Graswulst, ließ die Beine hängen, die hingen aber nicht. Ich streckte die Beine zum Meer. Unten Grobholz, Sattelbraun, vorn Schieferblau und irgendwo da hinten: Dunkelkhakigrau.

Pinienwurzeln stießen aus der Steilwand, aus dem Lehm, der Muttererde, und zeigten nach Europa hinüber. Der Wind, ablandig, strich warm um meinen Nacken. Unten standen zwei Männer am Kopf einer Buhne, um sich herum ein halbes Dutzend Angelruten.

Ein Flugzeug schwebte an Land, das Heck gesenkt, die Federbeine ausgeklappt. Ein Habicht oder Sperber. Oder eine immigrierende Rohrweihe. Erst spät war das Rauschen der Triebwerke zu hören, es wurde heller und lauter. Ich las die Flugzeugnummer. SORRY, NO REAL-TIME INFORMATION AVAILABLE FOR YOUR REQUESTED FLIGHT.

Ich stieg den Hang hinunter zum Strand und schlüpfte aus den Schuhen. Bohrte die Zehen in den körnigen Sand, der war noch warm vom Tag. Die Angler schauten. Ich ging zu ihnen hinüber. Der Buhnenbeton war mit Algen bespannt. Ich setzte einen Fuß, die Zeit stand mit mir still, dann setzte ich den andern. Verlagerte Gewicht vom einen auf das andere Bein. Eine Bö stieß quer. Ausfallschritt. Ein blasser Fuß schwang seitwärts, zog Unterschenkel, Knie und Oberschenkel nach. Das Lycra spannte über dem kontrahierten Schenkelstrecker. Der Ausfallschritt, gebremst durch Schenkelfett, geriet zu lahm. Der Fuß setzte auf, auf Algen, die Beine rutschten auseinander, der Leib (ich) sank und fiel nach vorn.

Die Angler zogen mich hoch.

»Glatt hier, Madam.«

»Die Algen.«

»Es wird gleich dunkel. Hier am Strand ist es gefährlich. Sie haben doch von dem Ripper gehört?«

Sein junger Kumpel zog den Mund breit unter dem grünen Gummihut.

»Außer euch beiden ist hier weit und breit keiner.«

»Was soll das heißen?« Der Gummihut hob drohend die Brauen.

Auf dem Beton abgeschnittene Plastikkanisterböden. Im ersten drängten sich Borstenwürmer, wanden und verdrehten sich, streckten die spitzen Enden hoch zur Schnittkante und kippten wieder zurück ins Gewusel. Im zweiten verfaulte ein Hering. Milchige Maden beugten sich aus dem Kadaver. Im dritten: Fetzen von Fisch (Hering). Daneben ein Bottich voll Lebendfisch (Hering). Aus einer Kühlbox glänzte geschreddertes Eis. Die obersten Splitter schimmerten glasig | wässrig rot.

»Dorsch?«, fragte ich.

»Dorsch. Lachs.«

Aus der Faust des Mannes glubschte ein Heringskopf. Er stülpte eine Plastikkapsel darüber und drückte durch die Kapsel einen Haken. Mit dem Messer ritzte er den Fisch an den Flanken. Der Fisch hing an der Schnur und wackelte | zappelte | strampelte. Entscheidung! Zappelte.

»Darf ich?«

Der Gummihut sagte: »Es ist verboten, mit lebenden Köderfischen zu angeln.«

Der Alte streckte mir die Angelrute hin.

»Quatsch nicht«, sagte er. Zu mir: »Im Binnenland, in den Lakes und so. Nicht an der See.«

Ich dachte irgendetwas. Mir fiel nicht ein, was es war.

»Damit keine Fische eingeschleppt werden, wo sie nicht hingehören.«

Das war es gewesen. Ich hatte mich gefragt, ob es tatsächlich ein Gesetz zum Schutz der Fische vor Tierquälerei gab. Gab es nicht. Es ging um Ökologie. Um Fischereiwirtschaft. Hege des primären Sektors.

»Im Henry-Pond, hinten bei Concord, da haben sie mit Plötzen auf Aal gefischt. Aal gibt's heute keinen mehr da.«

»Aber Plötze?«

»Aber Plötze? Aber Plötze! Einen einzigen. Am Schluss haben sie sich gegenseitig gefressen. Einer ist noch übrig. Größer als mein Wohnmobil.«

Er warf den Kopf in den Nacken, als ob er einen Soßentropfen auffangen wollte, der von der Unterlippe rann, und deutete mit dem Kinn die Wasserlinie entlang. An der nächsten Buhne stand ein Wellblechquader mit Rädern.

Die Rute war schwerer, als ich erwartet hatte.

»Harte Rute. Und die Schnur? Fluorocarbon?«

»Hardmono.«

»Das ist gut.«

»Carbon ist nicht bissfest. Sie kennen sich aus.«

»Nur auf dem Papier.«

Die Sonne streifte knapp die Spitze der Buhne. Die Angelruten warfen lange Schatten, bis in die Nacht, bis raus zur Walfischsandbank, zu meinen Verwandten mit ihrem Auftrieb. Ein glänzender Kutter knatterte | brummte durch die Angelschattenstriche von links nach rechts. Ich schob die Angel in den Rutenständer.

Ein Nebelhorn tönte, ein lang gezogener Laut, dabei war gar kein Nebel. Außer dem Kutter kein Schiff in der Nähe. Es tönte noch einmal, aus der entgegengesetzten Richtung, es tönte lang gezogen vier, fünf Mal, aus allen Richtungen zugleich.

Der alte Angler sagte: »Lippfischmännchen. Grunzen nach den Weibchen.«

Das Horn war noch immer zu hören.

Die Kutterbugwellen schlugen | droschen | brandeten gegen die Buhne | den Betonsteg, klatschten | platschten | patschten | leckten | plätscherten | läpperten | wisperten. Taking decisions, your task. Das Überarbeiten deiner Entwürfe nimmt zu viel Zeit in Anspruch, das rechnet sich nicht, aufs Leben betrachtet.

Eine Rute bog sich. Der Alte riss sie aus dem Halter und kurbelte.

Ich: »Der nimmt mächtig Schnur.«

Hinter dem gelben Flutlicht (Natriumdampf) am Flughafenzaun begannen Weltall und Nacht. Aus der Nacht drangen Leuchtpunkte durch das Kunstlicht, frühe Sterne (Kernfusion), bis auf die Netzhaut.

Wo der Polizeiwagen gestanden hatte, kniete ein Arbeiter (Donut) am Fahrwegrand. Ich erkannte wieder Geräusch und Geruch. Die Trennscheibe streifte den Pfosten des Warnschilds, kreischte, sang.

Unten lag die Buhne im Dunkeln. Lichtspieße stießen aufs Wasser hinaus. Der Alte und der Gummihut hatten die Kopflampen angeschaltet.

Der Arbeiter hinter dem Zaun setzte erneut an. Kreischen, singen. Das Schild klappte nach hinten, in den Flugfeldrasen. Daneben stand das neue Schild. Die neue Tafel war größer. Mehr Text, mehr Verbote. Kamera in rotem Ring unter roter Diagonale | Sekante | Sehne | Durchmesser. Durchmesser von oben links nach unten rechts, von halb elf bis halb fünf.

Im Hotelzimmer brannte Licht. Das Fenster stand offen. Die Decke gesprenkelt mit Nachtpfauenaugen. Kaisermotten. Manche hatten die Flügel zusammengelegt, hochgeklappt aus ihrer Sicht, runtergeklappt aus meiner. Manche hatten die Flügel ausgebreitet. Manche knatterten im Lampenschirm. Ich schob den Schreibtisch unter die Lampe, schob mich auf den Schreibtisch. Zwei Motten fielen aus dem Schirm. Die eine konnte den Fall noch stoppen, startete durch, flog zum Fenster und zurück, setzte sich an die Decke. Die andere prallte auf die Erde. Sie saß auf dem Nadelfilzboden, die Flügel von sich gestreckt. Auf den Flügeln vier schwarze Augen, die zu mir hoch schauten. Weiße Linien und graue. Rosa Linien. Rosa Flügelspitzen. Hotpink, lightcoral. Das Tier bewegte sich, schlenkerte mit den Fühlern, schlingerte über den Boden. Hinterließ eine Spur von hellem Chitinstaub. Die war kaum zu erkennen auf dem unruhigen Muster des Teppichs. SORRY, NO REAL-TIME INFORMATION AVAILABLE FOR YOUR REQUESTED FLIGHT.

Ich suche eine Zivistelle. Ich suche eine Formel, um die Kraft zu berechnen, die man braucht, um einen Körper in einen Orbit zu bringen. Ich suche eine Firewire-Karte. Ich suche eine Gerade mit gegebenem Abstand zu einer Ebene. Ich suche eine beste Freundin. Ich suche eine Lehrstelle als Floristin für den Sommer 2005. Ich suche eine positiv eingestellte Sie von 45–50, aber sooo genau spielt das keine Rolle. Ich suche eine Schriftart. Ich suche eine Entenrasse. Ich suche eine Karte (1:50 000).

Die Antworten waren immer schon da. Man musste nur den Suchstring kennen. Zimmerdecke: Paneele, Gelbkiefer (Pinus ponderosa), unbehandelt, ab USD 1,30 den Quadratfuß. In der Decke dunkle Löcher (Schmetterlingsform).

Mind the bugs don't bite. Pass auf, dass dich die Wanzen nicht beißen. Mind the bugs, the bugs, the bucks. Warum denn mind the bucks. Big dig. Big dick. Ich fiel, die Beine zuckten. Ich erschrak. Hypnic jerk. Der Schlaf war da. Ich brauchte nur zu atmen. Ich brauchte nur zu existieren, dann trieb ich hinüber. Die warmen Lammfellpantoffeln des Prädormitiums.

8

»Ich weiß es doch nicht! Wenn das klappt mit dem Flug morgen Nachmittag, dann bin ich übermorgen da. Mein Akku ist leer!«

Ich drückte blind auf den Auflegen-Knopf, doch es war nicht der Auflegen-Knopf. Das Gerät quiekte, das Display blinkte auf. Ich horchte: tut-tut, besetzt. Drückte die Taste mit dem roten Telefonhörer darauf, horchte noch einmal: stumm.

Ich sank. Gegenüber hob sich der Boden, die Kugel rollte her, berührte eine Bande, rollte an der Bande entlang, ganz langsam erst, dann schneller, rollte auf ein Loch zu. Ich ging, so schnell es ging, am Rand entlang, um die Ecke herum, um die Neigung zu verringern und die Kugel abzubremsen. Labil, stabil, indifferent, dann weiter mit der Kugel, das war in etwa | ungefähr der Plan.

Ein Junge stand eine Armlänge weit entfernt, zwei bis drei Fuß, und beobachtete meine Schritte, als ob er aus ihnen ein System ableiten könne, eine Formel, die er nur auswendig zu lernen und erfolgreich anzuwenden brauchte.

Die Kugel stand fast still. Ich sah die Spitze eines roten Schuhs. Um den Schuh und mich, da lag ein großer runder | elliptischer Schatten. Eleganz, dachte ich. Jetzt mit Eleganz den Restschwung nutzen und knapp am Loch vorbei mit der Kugel. Ich ging einen halben Schritt zu weit, Elefanteneleganz, die Kugel wurde zu schnell schnell, fiel in ein dunkelgraues Loch. Von oben hörte ich: PLOCK! Schatten, Schuhe, Scheitern.

»Guter Versuch«, sagte eine tiefe Stimme (Bariton?) aus dem Dunkel. »Versuchen Sie's noch mal.«

Der Junge starrte weiter auf das Labyrinth aus weißem Licht und bunter Lasur.

In einer Ecke erschien wieder die Kugel. Ich setzte einen Fuß auf das Feld | das Licht | die Spiegelung, die Kugel bewegte sich. Ich bewegte meinen Schatten, die Kugel rollte durch die Kanäle, stieß an Baken, rechts, vor, rechts, zurück, links. Wo es möglich war, parkte ich sie in einer Ecke, setzte mich auf einen Stuhl am Rand des Dunkels und überlegte den nächsten Schritt. Wenn ich aufstand, zog und stach es in den Knien. Natürlich war ich gestern viel zu viel auf den Beinen gewesen, natürlich hatte das Walgewicht, der auftrieblose Leib viel zu lange auf die Gelenke gedrückt, an den Knorpeln gescheuert. Ich konnte den exakten Ort des Schmerzes nennen: Ansatz des Innenbandes am Schienbeinkopf innen. Ein Arthroseratgeber, die Übersetzung war erst ein paar Wochen her. Taking decisions, your task.

Die Kugel musste raus jetzt aus der Ecke, musste durch die Lücke in der Bake durch. Mein Schritt war zu kurz, Schienbeinkopfbandansatzschmerz, die Kugel wurde zu langsam langsam. Von der Decke: PLOCK! Labil, stabil, indiskutabel. Boden: Licht. Das Darunter nicht zu sehen, doch ich wusste: PVC.

Im Dunkel stand ein Museumswärter, ein alter Herr.

Er sagte: »Guter Versuch.«

Ich: »Fantastisch. Wer denkt sich so was aus?«

Ich blickte in ein schwarzes Ohr, aus dem lange weiße Haare wuchsen, die schmalen Blätter eines Luftwurzlers | landläufig: Spanisch Moos | Louisiana-Moos | korrekt: Graue Tillandsie (Tillandsia usneoides). Ein African American, Afrikanischer Amerikaner, Mutter würde »N.« sagen, würde sagen »N., huch, das darf man ja nicht sagen«.

Er nannte den Namen des Ingenieurs | Künstlers. »Ein Absolvent der Hochschule. Letztens war er hier.«

Jetzt stand der Junge auf dem Labyrinth. Sein Schatten halb so weit wie meiner. Flink sprang er von Kante zu Kante. Er bugsierte die Kugel um Außenecken, in Eingänge, an Löchern vorbei. Er legte sie in einer Ecke ab. Dann schlenderte er um das Feld herum wie ein Billardspieler vor dem nächsten Stoß. Ein Schritt ins Licht, die Fläche senkte sich, die Kugel kullerte diagonal zwischen Lücke und Bake hindurch.

Der Wärter: »Es hängt von Ihrem Umfang ab. Die Kamera misst sozusagen das Gewicht Ihres Schattens.«

Der Junge, ein kaukasischer Junge, Mutter würde »weißer Junge« sagen, würde einfach »Junge« sagen, überlegte. Ich ging weiter in den nächsten Raum. Hinter mir, von der Decke: PLOCK. »Guter Versuch«, die Stimme des Wärters. »Versuch es noch mal.«

Im nächsten Raum bewegten sich Skulpturen, zwei traurige und eine frohe.

Die erste. Der Wunschknochen | das Gabelbein eines Hühnchens war, die Gabel nach unten, vor einen klappernden Karren aus Draht gespannt. Der Karren | Wagen rollte langsam, aber stetig vorwärts, auf ihm kreisten Speichenräder, mit- und gegeneinander, in Bewegung gesetzt allein von dem Hühnchenknochen, der das ganze Gestell breitbeinig zog. Mühsam. Sein sozusagen Oberleib pendelte nach links, nach rechts. Stoisch. John Wayne in Ketten.

Dann registrierte ich, dass nicht der Knochen hier die Karre zog, sondern dass im Gegenteil die Karre, angetrieben von einem quartergroßen Elektromotor, dessen Summen vom hellen Klappern der Drahtgestänge übertönt wurde, mit Hilfe einer durchtriebenen Mechanik den Knochen pendeln ließ und schob. Mehr noch: Der Hühnchenknochen schien tatsächlich selbst zu glauben, schien vom Schöpfer dieser Anordnung mutwillig | absichtlich in dem Wahn gelassen, er, der Hühnerknochen, zöge den ganzen Wagen mitsamt seiner Ladung, dem Aufbau aus Rädern, Drähten, Rollen und Schraubenfederchen. John Wayne, breitbeinig ohne Grund. Eine Marionette, der Belustigung des Publikums ausgeliefert.

Die zweite Skulptur. Eine Gusseisenscheibe. Das Schwungrad eines alten Traktors oder dergleichen. Es drehte sich. Wieder langsam, wieder Elektromotor. Oben auf dem Außenreif ging wieder etwas Anthropomorphes. Eine vertrocknete Pflanzenstruktur. Der Wärter war mir nachgegangen und in der Tür stehen geblieben. Er rief: »Artischocke! Es ist ein Artischockenblatt!«

Ein abgenagtes | des Fruchtfleischs entledigtes | durch die Schneidezähne eines Menschen gezogenes Artischockenblatt also, mit zwei Beinstummeln dort, wo es am Artischockenboden befestigt | festgewachsen gewesen war, und einer von der Dürre eingerollten Blattspitze, einem gebeugten | gesenkten Kopf. Am Blattrücken waren zwei Drähte befestigt, die waren über kleine Wellen, Pendelchen und Kettchen mit dem Motor verbunden, der auch das Rad antrieb. Die Drähte machten, dass das Artischockenblatt sich abwechselnd nach rechts neigte, nach links. Ein breiter Mann, flach von der Seite, tropfenförmig von hinten, der nachdenklich auf einem schmalen Bergweg ging. Die Stummelbeinchen raschelten | schabten | kratzten, wenn sie den Weg berührten, auf dem rostigen Belag.

Die dritte Skulptur: ein Getriebe. Nur Drehungen. Nichts Organisches, nur Metall und Mineral. Eine Reihe von Zahnrädern, hintereinander montiert, über Gewindeschnecken miteinander verbunden. Kein Geräusch außer dem Summen des Motors und dem hochfrequenten Rühren der Antriebswelle. Die Antriebswelle mündete in eine Gewindeschnecke, die übertrug die Kraft auf ein Zahnrad. Das drehte sich schnell, trieb eine Schraube, die trieb wieder ein Zahnrad. Das drehte sich langsam. Ich fixierte den obersten Zahn. Nach ein paar Augenblicken war ich nicht mehr sicher, ob der Zahn, den ich fixierte, wirklich der oberste gewesen war. Ich fixierte noch einmal den obersten Zahn. Dass er nicht mehr der oberste war, bemerkte ich, als er auf zwei Uhr zeigte | auf zehn nach zwölf.

Auf einer Tafel stand:

Zahnrad 1: 15 Sekunden / Umdrehung

Zahnrad 2: 12,5 Minuten / Umdrehung

Zahnrad 12: 2,32 Trillionen Jahre / Umdrehung

Alter des Universums: 13–14 Milliarden Jahre.

Auf die Nabe des zwölften Zahnrads war ein Vierkantbolzen gesetzt, der steckte passgenau in einem Granitblock.

Nach etwa, ich zählte die Zähne und dividierte, 30 Milliarden Jahren würde sich das zwölfte Rad um einen Zahn weitergedreht haben. Dann würde der Granit erste feine Risse bekommen. Nach spätestens noch einmal dreißig bis hundert Milliarden Jahren würde der Bolzen den Granitblock sprengen.

In etwa | ungefähr ein paar Jahrzehnten allerdings würde der Stahl der vordersten | ersten Gewindeschnecke abgeschliffen sein, sie würde sich alleine drehen und ihre Kraft vergeuden bis zum Untergang des Universums oder wenigstens der Welt. Auf den Motor war ein Schild genietet: »THERMALLY PROTECTED«.

Aus dem nächsten Raum diffundierte ein blasses Licht. Ich zögerte. Der Museumswärter, der noch immer in der Tür stand, sagte: »Die lebenden Bilder. Nichts, was wehtut.«

9

Der Taxifahrer kannte sich nicht aus. Zum vierten Mal standen wir vor einem orangen Warnschild (Donut): Baustelle, Sackgasse. Dead end.

»Bick dick«, lachte der Fahrer. Die Sperrungen und Umleitungen änderten sich täglich. Doch er sei auf dem Laufenden, verkündete er und zeigte auf ein Radio, das er mit silbernem Gewebeband auf das Armaturenbrett geklebt hatte. Ihm entgehe nichts. Er nannte noch einmal den Namen des Hotels. »Ja«, sagte ich und wiederholte. »Am Flughafen.«

Ich sei sicherlich zum Urlaub hier, »vacation« oder, wie man in Europa sage, »holiday«. Ob mir Amerika gefalle. Ich sagte: »It's great!«, und ich dachte: Asian-American, Asiatischer Amerikaner, Mutter würde »Inder oder Pakistani« sagen oder »Inder oder Pakistani oder so was«.

Der Fahrer wendete vor dem Sackgassenschild. Drehte am toten Ende einfach um. Ich bat ihn, kurz anzuhalten und einen Moment zu warten. Er wollte protestieren. Als er die Bäckerei sah, verschluckte er die begonnene Silbe und nickte.

»Einmal natur, einmal M&M's, dreimal orange.« Dann sah ich in der Auslage die Donutholes. »Und fünf Donutholes.« Gebackene Donutlöcher. Es gab sie selten, doch wenn, dann für mich.

Die Taxifahrt ringelte | kringelte | krakelte | schlängelte sich durch die Stadt. Plötzlich waren wieder Clowns zu sehen. Erst einzelne, dann Ensembles von drei oder vier. Manche trugen Plastiktaschen eines nahen Bekleidungsgeschäftes, andere blätterten in Stadtplänen und Reiseführern oder sie fingerten Donuts aus Packpapiertüten und Burger aus Polystyrolschachteln. Vor dem Kongresszentrum sammelten sich kostümierte Haufen, Clowns in voller Montur, mit Perücke oder Glatze, Bollennase, weiten Hosen, Riesenschuhen. Sie trugen graue Mappen | Schnellhefter unter dem Arm, rauchten und sprachen miteinander. Dabei gestikulierten sie sparsam wie Geschäftsleute in der Sitzungspause.

»Bitte halten Sie noch einmal.«

Ein Mann beugte sich zu meinem Fenster herunter. Er trug grüne Haare (lime). Seine Lippen waren dick und rot, darum herum gemalt ein weißes Oval. Die Haut zwischen Mundweiß und Nasenrot, der Untergrund der grellen Farben, war dunkelbraun.

Dass ein African American so auftrat. Dass ein Schwarzer so einen Beruf hatte. (Dass das alles Berufsclowns waren, war sicher.)

Dass ich mir darüber Gedanken machte, Mutter würde vielleicht »N-Klauns« sagen, würde vielleicht »N-Klons« sagen, würde sagen »N-Klons, oder wie soll man da sagen«, erinnerte mich daran, dass ich morgen nach Europa flog.

Der Mann da draußen hinter der Scheibe blickte freundlich, fragend. Vermutlich vermutete er, ich wolle mich bei ihm nach dem Weg erkundigen. Ich, zum Taxifahrer: »Weiter.«

Hinter dem Kongresszentrum nahm die Clowndichte schnell wieder ab. Ich schob eine Hand in die Papiertüte und tastete nach einem Donut, dann nach einem Donuthole. Ich konnte mich nicht entscheiden. Der Taxifahrer drehte das Radio auf. Eine alte Schauspielerin, die in der Stadt einmal sehr beliebt gewesen war, warb für einen alten Möbelgroßmarkt, der in der Stadt einmal sehr beliebt gewesen war, und kreischte | keifte den Namen einer Autobahnausfahrt. Ich zog erst einen Donut (warnfarben), dann ein Donutloch (frittierbraun) aus der Tüte.

10

Amerikaner sind oberflächlich und essen nur Fastfood. Amerikaner sind die Fleißigsten. Amerikaner sind böse. Amerikaner sind einfach, aber nicht blöd. Amerikaner sind Barbaren. Amerikaner sind komisch. Amerikaner sind einfach freundlicher. Amerikaner sind Kriegstreiber. Amerikaner sind Schweine. Amerikaner sind Barbaren. Amerikaner sind ihrer Suchmaschine treu. Amerikaner sind freundlich, aber es ist oberflächlich. Amerikaner sind dumm, Deutsche sind gebildet. Amerikaner sind das dickste Volk der Welt. Amerikaner sind verklemmt und puritanisch. Amerikaner sind ohne Ethik. Amerikaner sind viel bessere Autofahrer als Europäer. Amerikaner sind vom Mars, Europäer von der Venus. Amerikaner sind Opfer, die nun zu Tätern geworden sind. Amerikaner sind schlimmer als Saddam. Amerikaner sind oberflächlich, selbstverliebt und detailversessen. Amerikaner sind gar nicht so schlau. Amerikaner sind hier nicht willkommen. Amerikaner sind leider sehr dumm. Amerikaner sind töricht und naiv. Amerikaner sind sehr pragmatisch. Amerikaner sind bescheuert. Amerikaner sind von der Gegenoffensive der Wehrmacht völlig überrascht. Amerikaner sind zu dick. Amerikaner sind gierig. Amerikaner sind als Missionare der Mormonen in der Lausitz. Amerikaner sind doof. Amerikaner sind ein Haufen degenerierter Primaten. Amerikaner sind fette Schweine. Amerikaner sind entweder sehr fett oder sehr sportlich. Amerikaner sind unkultivierte Barbaren. Amerikaner sind tote Hose and Fürzenköpfer.

Höhe: dreißigtausend Fuß. Die Stewardess bog sich in die Sitzreihen und steckte leere Kaffeetassen (Polypropylen, weiß, Mehrweg) und Orangensaft-, Tomatensaft-, Wasserbecher (Polystyrol, transparent, Einweg) ineinander, stellte die einen auf die Ablage, warf die anderen unter sich, dann schob sie den Servierstahlquader eine Reihe weiter. Ich zog die Füße aus dem Gang. Die Oberschenkel schmerzten vom Druck der Armlehnen. Oberschenkelaußenseitendruck. Besser als Schienbeinkopfbandansatzschmerz.

An der Decke lief eine Stubenfliege, sie lief|ging| schlenderte an der Unterseite der Handgepäckfächer (Polyurethan) nach vorn, über Kopf. Eine Fliege auf dem Flug von Amerika nach Europa, zu Fuß.

Höhe: siebentausend Fuß. Die rechte Fensterreihe neigte sich zur Erde (Warteschlaufen rechtsherum). Der Leib drückte zum Gang, die Armlehne hielt ihn auf. Das war die Gravitation|Schwerkraft|in diesem Fall: die Erdanziehung. Im freien Fall (grob: 9,81 Meter pro Sekunde im Quadrat) würde der Gurt mich auf dem Sitz in der Schwebe halten, eine Gurtverlängerung hatte ich wieder oder noch immer nicht gebraucht, etwa zwanzig Sekunden lang, den Luftwiderstand außer Acht gelassen. Doch der unmittelbar|sozusagen auf dem Fuße folgende Schienbeinkopfbandansatzschmerz würde erheblich sein.

Der Boden da draußen: dunkelgrüne rundrandige Flecken (Wälder). Dazwischen etwas Feld braun, Beton grau. Eine doppelte Punktnaht (Allee). Doppelpunktnaht. Pappelpunktnaht. Konzentrationen roter Punkte: maligne Dorfknoten. Sie streuten schon. Gelbe Rapsrechtecke. Ein Kreis (Klärwerk), vier Kreise (Autobahnkreuz|Autobahnkleeblatt). Die helle Linie (Autobahn) schwang sich, gesunde Wirbelsäulenlinie, von irgendwo da unten vorn bis irgendwo da unten hinten. Schwang sich durch den platten Schatten, den der Wolkenbausch unter dem Flugzeugfenster auf den grünen Erdboden warf. Die Fenster|Luken|Ausgucklöchlein nach rechts raus zur Erde, nach links raus zum Himmel. Das wäre eine schöne Wohnung, hier müsste man jetzt wohnen bleiben können, 1-a-Lage zwischen 1-a-Blumenkohlwolken. Dann: schneeblind. Wasserdampffransen.

Ich fragte mich, welche Art von Ehe meine Eltern wohl geführt hatten, als sie noch eine Art von Ehe geführt hatten. Nein, eigentlich fragte ich mich, welche Art von Ehe meine Eltern wohl geführt hatten, als sie eigentlich nichts mehr führten, das man noch eine Art von Ehe hätte nennen können. Der bullige Hucker mit seinen Ideen und Vorhaben und Rettungsplänen. Die Spielzeugmacherin, die sich am Ende um zwei Töchter und einen bulligen Hucker zu kümmern hatte.

Höhe: eintausend Fuß. Platzrunde linksherum. Wir schraubten uns Richtung, summa summarum: Grün.

Wald grün, Wiese grün. Auf der Autobahn Personenkraftwagen und Lastkraftwagen. Großflächige Flachdächer (grau), darum herum großplatzige Parkplätze. Doppelreihen kurzer, bunter Striche. Aufblitzende Blechdächer. Einfriedungen mit dunklen Rechtecken und dazwischen ein paar hellen. Einfriedhöfe. Unter den dunklen Flecken lagen die Viertel- und die Halb- und die Ganzverwesten. Die Knochen, die Knochenbrösel, die Kalkspuren, die Huminsäurekonzentrationen, die, wenn alles gut gegangen war, nur schwer noch nachzuweisenden Produkte aeroben Abbaus. Da unten ging es oft nicht gut. Fettsäuren kristallisierten, bildeten weiße feste Massen. Erinnerungsmassen. Körperfett, das sich verpanzerte und sich dagegen wehrte, zu verwesen und vergessen zu werden. Lipidabgüsse, Statuen für die Hinterbliebenen, die das Original, »unvergessen!«, dann oft schon vergessen hatten. Der Boden zu fett, die Bäche zu nah, die Löcher zu tief.

Ziegeldächer, Garageneinfahrten aus Verbundstein-|Hundeknochenpflaster, Läufer- und Ellenbogenverband. Hügelchen, Tunnelchen, Brückchen. Eine pfeilgerade Bahnstrecke. Darauf ein schleichender Strich von Waggons, ein regelmäßig gegliederter Wurm. Ich zählte die Segmente|Ringe. Wenn man den Triebwagen abhackte, wüchse der wieder nach. Das kam alles aus der Modelleisenbahnfabrik, das hatte alles Mutter gemacht oder zusammengeschwindelt, von früh um sechs bis früh um zwei oder von spät um zwei bis spät um zehn. Zweifellos war das damals alles aus der Modelleisenbahnfabrik gequollen und hatte sich peu à peu, quadratkilometerweise, verteilt in der richtigen Welt. Das war schon sehr, sehr grün, das alles. Quadratkilometerwiesen.

Links raus zur Erde, den Park direkt unter der Wohnung, rechts raus zum Himmel. Blumenkohl, Cumuli die Menge! Schöne Wohnung, 1-a-Lage, Wolkenkratzerwohnung oder Schäfchenschälerwohnung, alles voller weißer Wolle, voll die tolle Frauhollewohnung.

Jeden Morgen um halb sechs war sie aus dem Haus gegangen, jeden Mittag um halb zwei, jeden Nachmittag halb drei war sie ins Haus zurückgekommen, jeden Abend um halb elf. Sie hatte immer Lämpchen in die Waggons geschraubt, in die Reisezugwagen. Hatte tage-, jahrelang ein Lämpchen gedreht, rechtsherum gedreht zwischen Daumen und Zeigefinger, zwischen Daumenspitze und Zeigefingerspitze. Zeigefingerspitze oben nach rechts, Daumenspitze unten nach links, gedreht, gedreht.

Kurz vor der Rente, als die Augen zu schlecht geworden waren, als das Licht der Augen für Lämpchen zu schwach geworden war und die Finger zu ungenau | zu zittrig, um noch Lämpchensockelchen in Fassungchen zu fummeln | zu schrauben, da wickelte sie Anker für Elektromotoren, für die BR 89, das war die kleine Tenderlok, aber auch fürs Krokodil.

Ein einzelnes Gurtschnallenklickern. Das Gurtschnallenklickern schwoll an. Häftlinge, die aus Protest mit Löffeln zwischen Gitterstäben klapperten, alle zugleich. Das Gurtschnallenklickern schwoll ab.

Höhe: Bodenhöhe. Fünfhundertfünfzig Meter ü. NN. Ich war seit Jahren keinen Schaltwagen mehr gefahren. Der

Leib erinnerte sich wieder an die Bewegungen und stellte den Extremitäten einer nach der anderen die Ablaufpläne bereit. Der Leib wurde wieder zur gut justierten kinetischen Skulptur, die automatisch den Griff der Finger um den Knauf, das Knicken des Handgelenks, den Schub aus der Schulter synchronisierte mit dem Strecken des Beines, dem Tritt aufs Pedal. Alles gespeichert in diesem Leib, dieser Festplatte | Festkugel mit zweihundertdreißig Pfund RAM (inkl. Kopf und Extremitäten). Es kam darauf an, erinnerte sich der Fuß, das Kupplungspedal gerade so tief zu treten, dass man das Kratzen des Getriebes nur noch ahnen konnte und der Knüppel sich, ohne zu haken, verschieben ließ. Bodenwellen waren Rampen zu wenn auch kurzen, aber doch: Parabelflügen. Ohne Gewicht in der Sekunde am Scheitel.

Viel bessere Autofahrer als Europäer, das dickste Volk der Welt, viel bessere Autofahrer. Von der Gegenoffensive der Wehrmacht völlig überrascht, bessere Autofahrer, fette Schweine, Schweine, Barbaren. Tote Hose and Fürzenköpfer. Bessere Autofahrer.

Die Stirn des Mittelgebirges halbierte den Rückspiegel. Ländliche Skyline. Unten schwarzer Wald. Oben heller Restlichthimmel. Ein geteiltes Wappen. Unter mir die Lichter des Dorfes. Kurz vor der Ortseinfahrt verbot ein roter Reflektorfolienring, darin die Rückfront eines orangefarbenen Lasters (Donutquadrat!), Fahrzeugen mit gefährlichen Gütern die Durchfahrt. Zeichen 261. Die Hauptstraße fiel mit sieben bis acht Grad ins Dorf hinein ab. Unten zog sie scharf nach links. An dieser Kurve stand mein Elternhaus | die Elternhaustangente. Die Schwester wohnte jetzt darin mit ihrer Familie.

Dreihundertachtzig Meter ü. NN. Ich öffnete das Gartentor und setzte einen Fuß auf den Weg. Ein Fluter (Halogen) strahlte auf, weißes Licht, fünfhundert Watt, lag vor mir auf den Steinen. Eine Weglaterne sprang an, flackerte gelb, dann die nächste. Ein Spalier von Altberliner Straßenlaternchen, hüfthoch, die eisernen Schafte mit senkrechten Rillen | Kanneluren versehen; am oberen Ende, gleich unter den Glaszylindern, breiteten zwei Leiterstege links und rechts ihre sozusagen Ärmchen aus. An einer Leuchte lehnte eine Leiter, darauf stand ein Lampenputzergartenzwerg mit erhobenem Staubwedel.

Boden: gelber Sandsteinbruch. Der Vater hatte beim Verlegen der Steine immer darauf geachtet, dass die Vorderseiten nach oben kamen. Boden: zwei Ziffernreihen, ein Kreuz. 1861 plus 1937, 3798. Ich kannte die Rechnung im Schlaf. Jeden Morgen hatte ich die Zahlen im Darübergehen addiert. Aufstehn jetzt! Liegezeit abgelaufen! Und jeden Mittag, wenn ich von der Schule kam.

Rekonstruktion. Am Ende blieb die Kundschaft aus. Er holte weiter die Steine vom Friedhof. Er befestigte mit ihnen den Weg von der Haustür zur Straße. Er pflasterte mit ihnen die Einfahrt. Trug mit dem Spaten den Lehm ab, der bis dahin gut genug gewesen war, und ließ mit dem Dreibock Stein neben Stein in den Boden.

Dann stand Frau Gomolka vor der Tür: »Ist deine Mutter da?«

»Spätschicht.«

»Sag ihr, dass ich da war. So geht's ja nicht. So darf man sich nicht versündigen.«

Mutter schlug vor, die Steine umzudrehen. Doch er rutschte auf Knien über die Einfahrt und schlug die Namen einen nach dem anderen unlesbar. Dabei liefen ihm die Tränen über das Gesicht.

»Mach du mal.«

Ich durfte mit dem Stockhammer schlagen, bis ein Name verschwand. Johannes Kauder, das war der Großvater von Frau Gomolka.

»Hol mir ein Bier.«

»Es ist keins da.«

»Geh eins kaufen.«

»Ich hab kein Geld.«

»Ich geb dir ein Geld.«

Er ging in unser Zimmer. Er schob ein Messer in die Spardose der Schwester und schüttelte ein paar Münzen heraus. Aus meiner Spardose noch mehr. Geldstücke, gespart für eine große, unbestimmte Reise.

»Ich geb's dir bald wieder.«

Er saß in der Einfahrt und sagte über seinem gewaltigen Kinn: »Man darf die Steine nicht mit dem Gesicht nach unten legen. Der Name muss atmen.«

Slash Rekonstruktion.

Das war das letzte Mal, dass ich ihn bei der Arbeit sah, als er in der Einfahrt herumrutschte auf Knien und die

Namen unlesbar schlug. Nicht viel später baute er zum letzten Mal den Dreibock auf, aber Arbeit in dem Sinne war das nicht mehr.

Jetzt brannte auch im Hausflur Licht. Der Schwager öffnete. »Ich hab lang herumexperimentiert, wie groß ich den Radius machen soll. Am Anfang ist das Licht jedes Mal angesprungen, wenn draußen jemand auf dem Trottoir vorbeigegangen ist. Das ist natürlich nicht gegangen, die Leute erschrecken sich und das kostet einen Haufen Geld aufs Jahr. Aber Hallo erst mal. Jetzt ist es, glaub ich, perfekt, oder. Beim ersten Schritt durchs Gartentürchen springt der ganze Scheiß an, perfekt, oder. Hast du den Zwerg gesehen? Ist natürlich ironisch, nicht dass du denkst. Komm rein. Deine Schwester ist nicht da. Gut siehst du aus.«

»Lügner.«

»Du hast abgenommen.«

»Viel auf den Beinen die letzten Tage.«

»Schön, dass du mal wieder da bist. Aber bloß wegen dem Stein hätte es wirklich nicht sein müssen, das hätten deine Schwester und ich doch auch so hingekriegt. Aber darum geht's ja vielleicht wahrscheinlich auch gar nicht, oder. Es ist ja schon auch das, sagen wir mal, das Ideelle, oder. Und na, ja, jetzt ist es vielleicht doch auch ganz gut. Das kann jetzt sein, dass die Tina in der nächsten Zeit gar nicht die Zeit dazu hat. Dann müssen wir es halt doch allein machen.«

»Warum?«

Der Schwager schaute zum Strukturputz an der Hausflurwand (Hahnentritt).

Aus dem Wohnzimmer kam ein Schlaks geschlurft.

»Hallo.« Er schaute zum Strukturputz und streckte mir die Hand hin.

»Tür zu!«, brüllte eine Stimme.

»Komm her, die Paula ist da!«, rief der Schwager in die offene Wohnzimmertür.

»Hallo Lucas. Hallo Yannick! Ich hab euch was mitgebracht.«

Yannick kam in den Flur gerannt. »Was denn?«

Der Schwager: »Jetzt lass die Paula doch erst mal ankommen! Du sollst dir Hausschuhe anziehen!«

Ich: »Warum sollen wir zwei es alleine machen? Wo ist Tina?«

»Sie ist bei eurer Mutter.«

»Um diese Uhrzeit? Im …« Im Feierabendzentrum? In der Seniorenresidenz? Im Lebensabendheim? In der Ruhestandsgemeinschaft? At the assisted living?

»Im Altersheim?«, fragte ich. »Abends um zehn?« Auf dem Grund der Zunge drängten sich die Marketing-Vokabeln.

»Im Krankenhaus. Deine Mutter hatte einen Schlaganfall, heute morgen.«

Ich sagte: »Da kommt ja alles zusammen.«

11

Höhe: erster Stock. Ich saß auf der Bettkante, den Kopf in den Fäusten. Gesichtsfleisch um die Fingerknöchel. Ich fürchtete mich davor, mich hinzulegen und die Augen zu schließen.

Vor dem Bett, auf einem Schurwollteppich (mittelblau mit safrangelben Lamas; Inka- | Kindermuster), lag eine Pistole. Eine Beretta 92 FS, die Pistole der US-Armee. Sie sah sehr echt aus. Aus dem Griffboden lief ein Kabel (USB). Also: kein Magazin im Griff. Fünfzehn Patronen wären das gewesen. Die Verpackung lag daneben. Man solle die Waffe nicht im Freien verwenden, »indoor use only«. Jeglicher Gebrauch auf eigene Gefahr, Haftung nur bei bestimmungsgemäßer Verwendung. »Pixelgenaue Präzision – reaktionsfreudiger Abzug – schnelle Schussfolgen.« Das hätte von mir sein können. Vielleicht war es von mir. Zwischen Schurwollteppich und Parkett (Eichenstäbe, Würfelmuster) lag eine dunkelgraue Gleitschutzmatte (Latex und Polyester). Auf der Schurwollteppichrückseite klebte das Gütesiegel einer Organisation, die sich gegen Kinderarbeit einsetzte. Auf dem Nachttisch krabbelte ein Spiderman aus Hartgummi.

Draußen fuhren Autos vorbei. Sie fächerten ihr Licht an der Zimmerdecke auseinander und legten es wieder zusammen.

In der Handtasche steckten noch ein paar Donuts. Ich hatte sie vor dem Abflug gekauft, vor acht oder vor zehn Stunden. Einen ziemlich zerquetschten (Glasur: Zitrone) zog ich aus der Tüte. Die Glasur war rundherum von Rissen durchzogen. Glasurstückchen waren abgeplatzt und verschoben, da lag die frittierte Kruste bloß. Das waren Löcher im Eis, da konnte man eisangeln, eisbaden, eistauchen, aber da musste man aufpassen beim Auftauchen, dass man das Loch wieder fand und nicht mit dem Kopf gegen die Glasur stieß und erstickte.

Unten in der Tüte ein Farbtupferschwarm. Ich tupfte mit dem Finger zum Tütenboden, die Glasurstückchen bissen an. Sie schmeckten nach: Zitrone, Orange, Schokolade.

Es klopfte. Der Kleine kam herein.

»Gute Nacht.«

»Gute Nacht, Yannick.«

Er ging zum Schrank, kramte darin herum, zog ein Spielzeug oder Buch oder irgendwas heraus. Er zog die Zimmertür hinter sich zu.

Im letzten Raum des Technikmuseums, das war gestern gewesen, hatte ich ein Bild gesehen, Leinwand unter Öl. Eine Straßenecke, nachts. Ein Schnellrestaurant mit hohen Fenstern. Aus dem Restaurant fiel Licht. Straße und Gehweg schienen ganz glatt, ohne jede Struktur, die Farbe auf das Tuch gewalzt oder gespachtelt. Graublau gestrichene Gehwegverlegeplatten (Pressspan, Nut und Feder, und obendrein die Stoßfugen verschliffen!). Oder Fließestrich.

Im Vorbeigehen schaute ich, vom Dunkel geschützt, in das Café. Zwei Männer mit Hüten. Eine Dame im roten Kleid, kurze Ärmel. Irisch rotes Haar. Gewellt, schulterlang, Seitenscheitel. Sie hielt in der Hand ein grünliches Sandwich oder ein Stück Kuchen. Ihre Pupillen schienen zu flackern. Der Kellner beugte sich hinter dem Tresen über die Arbeitsfläche.

Es war ein bekanntes Gemälde. Ich besaß ein Badehandtuch (Frottee), das damit bedruckt war. Mein Nachbar Jeff aß morgens seine Cornflakes aus einer Schale mit dem Bild darauf.

Der Museumswärter, der Luftwurzler, sagte: »Machen Sie mal die Augen zu. Keine Angst.« Er führte mich am Ellbogen in einen hinter der Wand gelegenen Raum. Ich ertastete einen hohen Hocker. Der Wärter: »Ich gehe jetzt wieder hinaus. Zählen Sie bis zehn, dann öffnen Sie die Augen.«

Eins, zwei, drei.

Drei.

Drei.

Ich öffnete die Augen. Sah auf ein grünliches Sandwich oder ein Stück Kuchen. Neben mir hockte ein Mann. Zigarettenrauch stieg mir ins Gesicht. Ich konnte den Kopf nicht bewegen. Meine Hand berührte beinahe die Hand des Mannes. Ich konnte die Hand nicht bewegen. Wir hatten unseren Kaffee schon ausgetrunken.

Er sagte: »Ich bin gerne nachts in der Kneipe.«

Der Kellner: »Zusammen mit allen, die nicht ins Bett wollen. Mit den großen Kindern, denen man nachts das Licht anlassen muss.«

Der Kellner wischte die Ablage. Sein weißes Schiffchen angenäht auf dem Kopf.

Gegenüber saß ein Mann mit Hut. Als ich hinschaute, schaute er weg.

»Taubstumm«, sagte der Kellner. »Letzte Woche wollte er sich umbringen. Er wird wieder die ganze Nacht hier sitzen. Ich bin müde. Ich komme nie vor drei ins Bett.« Ans andere Ende des Tresens: »Du hättest dich umbringen sollen letzte Woche!«

Der Mann neben mir: »Er ist besoffen.«

Der Kellner: »Er ist jeden Abend besoffen.«

Ich: »Warum wollte er sich umbringen?«

Kellner: »Woher soll ich das wissen?«

Das Lokal war sauber und hell. Ich konnte nicht nach draußen sehen. In der Scheibe erkannte ich nur mich im roten Kleid und die Männer und, hinter mir, die Schnellkaffeemaschinenzylinder aus Edelstahl.

Ein Mann betrat die Bar.

»Tina ist da. Magst du runterkommen? Ich hab einen Wein aufgemacht.«

Ich dachte: Trollinger, und biss noch einmal in den Donut.

Der Schwager sagte: »Dornfelder. Der ist gut. Den gibt's bei euch da drüben gar nicht, hab ich gehört, oder.«

12

Das Haus war verlassen. Von draußen das Brummen der Straße. Aus der Küche ein Summen. Die Spülmaschine (tatsächlich: eintausend Watt) sprühte, pumpte, dampfte. Vorspülen, reinigen, zwischenspülen, klarspülen, trocknen. Summte tiefer, höher, schlug mit den Ventilen.

Auf dem Küchenfenstersims (Granit) über der Arbeitsfläche (Resopal) war eine Palisade aufgebaut aus Blumentöpfchen mit Basilikum, Thymian, Rosmarin, dazwischen bunte Dosen (emailliert), aus denen Stifte ragten und die Plastikgriffe einer Papierschere. Eine Rolle Klebeband (transparent) hing, von dem Filzstift gehalten, auf den sie gesteckt war, über die Dosenkante herab. Das Ende des Klebebandes war nach innen geknifft und stand von der Rolle ab. Wenn es nötig war, konnte man das Band ganz einfach abrollen, ohne erst das auf der Rolle festgeklebte, nur etwa | ungefähr | ca. fünfzig Mikrometer dicke Ende mit den Fingerkuppen ertasten und mit den Fingernägeln ablösen | abkratzen zu müssen.

Hinter dem Durchgangsverkehr klemmte die Nachbarin in ihrem Küchenfenster und winkte mit einem Tuch. Oberkörper und der ausgestreckte Arm kreisten im Uhrzeigersinn. Ihr Blick verfolgte das Winken der Hand. Dann schaute sie herüber. Frau Gomolka. Ich nickte. Sie nickte. Kleinwagen zwischen uns, Limousinen, Mittelklassekombis, ein schwerer Laster.

Auf dem Esszimmerfenstersims (Marmor) stand eine Palisade von Glasvasen verschiedener Färbungen und Höhen. Auf dem Tisch lag ein Zettel: »Bin im Krankenhaus ca. Mittag zurück Tina.«

Ich ging hinüber zum Schuppen. Hinter Fahrrädern (platt), einem Dachkoffer (Staub) und einem Heckträger (Lochfraß) stand eine Holzkiste auf dem Betonboden. Das Vorhängeschloss hing am offenen Bügel. In der Kiste: der Trennschleifer | die Flex. Im Gefach daneben, in Ölpapier gewickelt, lagen die Eisen und Meißel. Ich tastete nach einem Spitzeisen, wickelte es aus. Es war dunkelgrau, ohne jeden Rost, von einem dünnen Fettfilm überzogen.

Hinter der Werkstatt ein kantiger Hügel, bauchnabelhoch, bedeckt von Moosbäumchen (Leitermoos) und Süßgräsern (Flughafer). Auf einem Vorsprung wuchs eine Forsythie. An den Zweigen matschig braune Blütenreste und frische grüne Blättchen. Ich schnitt ein Loch in den Hügelpelz, der ließ sich mit dem Wurzelwerk | dem Moosrhizom ganz einfach abziehen. Unten im Loch ein dunkler Granit, aus dem schimmerte es weiß. Feldspat, Quarz und Glimmer, die vergess ich nimmer.

Rekonstruktion. Er band den Stein in Seile, legte ihn um, dann kurbelte er ihn nach oben mit dem kleinen Kran (Dreibock), schob den Stoßkarren darunter und ließ den Stein darauf ab. Ich setzte mich auf den Stein auf der Karre, ließ die Beine hinten herunterhängen und schaute auf das, was gerade vorbei war: die Aussegnungshalle (Waschbeton), das Kriegerdenkmal (schwarz, immer glänzend, wie nass), die Kastanien links und rechts, das alte Kriegerdenkmal (hellrot, verwittert), das Friedhofstor (Schmiedeeisen, schwarz lackiert), der Parkplatz mit den weißen Streifen, in Fußhöhe ein Schildchen: »nur Geistlicher«. Die Straße. Rollsplitt. Ein Auto, dessen Fahrer lachte und vorbeizog, wenn ich dachte: »Hör auf zu lachen. Fahr vorbei.« Ein Andreaskreuz, eine rotweiße Stange, die in den Himmel ragte.

Er hatte mit der Gemeindeverwaltung eine Vereinbarung getroffen. Wenn eine Grabstelle abgelaufen war, räumte er den Stein weg. Den Stein durfte er behalten. Für den Rest war der Grabmacher zuständig, der taubstumme Wagner.

Er schliff von den Steinen die Vorderseiten ab und haute eine neue Schrift hinein. Keine Extravaganzen. Keine rosa Marmorherzen o. dergl. Ein Mensch war kein Hamster.

Die Steine stapelten sich hinter der Werkstatt. Daneben blühten die Sträucher gelb.

Slash Rekonstruktion.

Tina räumte die Spülmaschine aus. Bückte sich, nahm Töpfe aus dem Rollkorb, richtete sich auf, ging ein paar Schritte, bückte sich, stapelte Töpfe ins Eckschrankrondell.

Sie polierte einzelne Flecken auf Gläsern. Martin (der Schwager) müsse nur selten einmal die Maschine anstellen. Er sei es nicht gewohnt. Er tue meistens zu wenig Klarspüler hinein. Nicht zu wenig, nicht zu viel, das sei das ganze Geheimnis. Sie huschte von der Spülmaschine zum Gläserschrank, von der Spülmaschine zum Tellerschrank, von der Spülmaschine zum Tassenschrank. Tanzte mit dem Besteckeinsatz | -körbchen zur Besteckschublade, nahm ein Messer nach dem anderen aus dem Einsatz, so viele Messer, wie sie mit einer Hand umfassen konnte. Drückte die Messer ins Besteckschubladenfach. Dito mit Gabeln, Löffeln, Kaffeelöffeln.

Sie streckte und verschraubte ihren Körper, der steckte in einem Herrenhemd, das sie noch zierlicher | drahtiger | jungenhafter erscheinen ließ.

Der Mutter gehe es so weit ganz gut, relativ. Sie, Tina, habe ja beim Anruf des Altenheims, dass die Mutter einen Schlaganfall erlitten habe, gedacht, das sei es gewesen. Aber das sei es dann doch nicht gewesen. Über die Zukunftsprognose entscheide nämlich der Zeitfaktor, und der Zeitfaktor, der sei bei der Mutter sehr gut. Die Schwester im Altenheim habe die Anzeichen nämlich sofort und richtig gedeutet. Sie, Tina, habe heute noch einmal mit ihr, der Schwester, der Altenheimschwester, telefoniert und habe sich alles noch einmal erzählen lassen. Demnach sei die Mutter nämlich nach dem Aufstehen am Morgen vom Bett gegen ihre Gewohnheit nicht sofort ins Bad gegangen, sondern sei am Fußende des Bettes stehen geblieben, habe sich dort festgehalten und habe versucht, das Bein sozusagen aus der Hüfte nach vorn zu werfen. Auf die Frage der Schwester, was sei, habe sie unverständlich geantwortet, und daraufhin habe die Schwester eigentlich praktisch sofort Bescheid gewusst und den diensthabenden Notarzt verständigt. Jedenfalls: sofort Transport in die Neurologie, CT und so weiter. Der behandelnde Arzt sage, sie sei rechtsseitig gelähmt. Sie könne nur ihre linke Seite gebrauchen. Und was eben noch sei: Ihre Sprache sei weg. Ob das so bleibe, könne noch niemand sagen. Die genauen Befunde lägen noch nicht alle vor. Meistens besserten sich die Symptome, das hänge sehr vom Zeitfaktor ab, aber der sei ja wie gesagt sehr gut. Auf jeden Fall sei es so oder so eine ziemlich langwierige Sache, das sagten alle. Wann ich die Mutter denn besuchen wolle.

»Hast du mit ihr gesprochen?«

Nur kurz. Die Mutter sei nur kurz bei sich gewesen, habe sie, Tina, wohl auch erkannt, sei aber gleich darauf wieder weggedämmert. Sie fahre morgen wieder in die Stadt, dann werde man schon mehr sagen können, das sagten auch die Ärzte.

Tina goss die Spaghetti in den Durchschlag (Edelstahl) und hob den Tomatensoßentopf vom Kochfeld. Yannick saß schon am Tisch.

13

Wir trugen lange Rundhölzer (Fichte) zum Friedhof, der Schwager und ich. Eines ich und zwei der Schwager. Ich hielt die Hölzer für zu dünn. Der Schwager sagte: stark genug. Ich schob dazu den Stoßkarren, auf dem lagen Seile und der Flaschenzug. Vier Rollen.

Am Wasserstein stand ein Weib gebückt. Auf ihrem Rücken lag die Schlaufe der Schürze, eine quer gelegte Acht. Sie trug die Unendlichkeit auf dem Rücken. Das Wasser strahlte | prasselte aus einem Schlauchvorsatz in die Gießkanne (zehn Liter, Polyethylen grün, Brausekopf schwarz). Als ich an der Unendlichkeit vorbeiging, das Holz auf der Schulter, lugte sie, nach vorn gebeugt, unter der Achsel hindurch herüber. In den Augen der Unendlichkeit ging ich auf dem Kopf.

»Ist das nicht die Kleine vom?«, rief | röchelte sie durch die Achsel.

»Doch, ich bin's.«

Sie: »Wieder mal in der Heimat? Wie geht's der Mutter? Weiß man schon was?«

Ich: »Der Doktor sagt, der Zeitfaktor ist sehr gut. Sie lernt schon wieder sprechen und den Arm bewegen und das Bein auf der rechten Seite.«

Die Unendlichkeit drehte sich um und richtete sich auf | schraubte sich aufwärts und inspizierte mich. Von schräg unten: »Und du, du bist immer noch da drüben? In Gottes eigenem Land?« Beim letzten Satz war sie vom Dialekt in die Hochsprache gefallen.

»In Amerika, ja. Ich bin Übersetzerin da.«

Die Unendlichkeit: »Übersetzen? Sakrileg und Illuminati und so?«

»Nein«, sagte ich. »Gebrauchsanweisungen und so Fachbücher. Keine Romane.«

»Bald müssen wir eh alle Amerikanisch sprechen. Dann braucht's keine Übersetzer mehr.«

Der Wasserstrahlklang wurde heller, stieg vom Brummen ins Klirren. Das Wasser quoll aus der Einfüllöffnung, fiel außen an der Kanne herab und verschwand im Gitterrost.

Wir trugen die Stangen am alten Denkmal vorbei. Die Gemeinde ihren gefallenen Söhnen. Roter Sandstein mit Pilastern links und rechts bzw., aus dem Augenwinkel der Passantin, vorn und hinten. Obendrauf ein stumpfes Giebeldreieck|Tympanon. Auf dem Sandstein verwitterten Namen. Ich hatte sie oft genug gelesen, wenn ich über den Friedhof gegangen war, während der Vater einen Stein setzte oder während die Mutter die Gräber goss und goss und goss und in der Erde die Saponifikation|Verseifung der Verwandtschaft förderte. 1914–1918. Es lagen am Ende gleichauf Johannes und Karl (je acht). Familiennamen: Allgaier, Storer, Härle. Die Namen, die man im Ortskern auf den Hausbriefkästen und den Türschildern lesen konnte, hier waren sie zu einer großen Kommune vereint. Im Vorübergehen sah das Denkmal aus wie ein ausgemustertes Landschaftsmodell: »Erosion des Roten Plateaus (m. Höhenlinien)«. SORRY, NO REAL-TIME INFORMATION AVAILABLE FOR YOUR REQUESTED FLIGHT.

Vor uns, am Ende des Weges, das neue Denkmal. Wände aus dunkel gewordenem Muschelkalk, darauf geschraubt Platten aus Kupfer mit Namen darauf. In der Mitte ragte ein schwarzer Obelisk in die Wolken. Schwarzer schwedischer Granit, poliert. Granit, der Kaviar der Trauer. Opfern Krieg Vertreibung. Bald müssen wir eh alle Deutsch sprechen.

Wir trugen die Stangen durch die Reihen der Gräber. Die Steine standen senk- | lotrecht wie lebende Wachen | wie wach und am Leben, die Leute | Leichen lagen waagrecht darunter; schlafend war ein Scheißwort in diesem Zusammenhang, auch ewiger Schlaf o. dergl.: ein Scheißwort. Dieses Zusammen von senkrecht und waagrecht. Dieser rechte Winkel, dieser zack! Wechsel vom Stehen zum Liegen. Den konnte man dauerhaft sehen, fünfundzwanzig Jahre lang. Dann war die Liegezeit abgelaufen, Standzeit abgelaufen. Dann mussten die Steine sich hinlegen und die Lipidreste durften nicht länger liegen bleiben. Man konnte ihn nicht fixieren, diesen Moment zwischen Stehen und Liegen, nicht einmal die Sekunden davor. Diese Scheißzeit, die ging einfach weiter.

Die Steine, die wir passierten, wir sahen die Flanken: rau gespitzt, poliert, poliert, gestockt, waren nicht mehr vom Vater gemacht. Seine Steine waren lange umgelegt und weggebracht, seine Toten konnten ja nicht länger liegen als er selbst. Nur ein paar Familiensteine, die er gemacht hatte, standen noch da. Das waren die Gräber, die immer wieder neu bestückt wurden, und dann begann die Liegezeit von Neuem, oder die Familien hatten den Platz gleich gekauft.

Knobelei: Der erste neu gesetzte Stein, den ich je sah, der nicht von meinem Vater war, war der von meinem Vater. (Pseudoparadoxon: unterschiedl. Bestimmung der Präp. »von«.)

Den Stein für sein Grab hatte die Innung gestiftet. Stein und Schrift.

Rekonstruktion. Bevor das Fundament gegossen und der Stein aufgestellt werden konnte, musste erst das Erdreich über ihm zusammensacken. Doch in diesem Frühjahr regnete es nicht. Morgens ging die Sonne auf, der Himmel war blau; mittags stand sie senkrecht überm Albtrauf, der Himmel war blau; abends ging sie unter, der Himmel war blau bis zum letzten Moment.

Ich ging jeden Nachmittag zum Friedhof und stellte den Zustand des Grabes fest. Beerdigung plus 2 Tage: Blumensträuße welk. Ich trug sie für den taubstummen Wagner zum Kompostkasten.

Beerdigung plus 7 Tage: Gestecke ohne Nadeln. Wagner warf sie auf die Schubkarre.

Beerdigung plus 20 Tage: Kränze verwelkt. Bis auf einen, der war aus Plastik. Auf der Schleife stand: »Zum Gedenken – Gärtnerei Döring«. Wagner packte Kranz samt Schleife auf sein Moped und brachte ihn nach Feierabend zur Gärtnerei Döring zurück.

Das Grab war kahl. Die Erde, die auf ihm lag, wurde erst hellbraun, dann weiß, dann krümelig, dann fast zu

Staub. Der Hügel setzte sich nicht. Die Sonne zog ein Frühjahr lang das Wasser aus der Erde. Das Wasser stieg zum Himmel und verschwand. Wehte einfach weiter oder stieg direkt bis in die Sonne hinein.

Dann war der Frühling vorbei. Zweige brachen aus trockenen Bäumen, wirbelten über die Straße. Es wurde dunkel. Sand und Lehmbrösel und Steinchen knallten gegen das Küchenfenster. Der trockene Wind kündigte die Wolken an, die die Erde umrundet hatten. Die alles Wasser mitbrachten, das sie aus den Meeren und den Kontinenten gesaugt hatten. Der Sturm legte sich und es begann zu regnen. Es regnete drei Monate. Das war der Sommer.

Als der Winter vorbei war, der Schnee geschmolzen, der Boden getaut, schippten drei Männer Kies und Sand in eine Mischmaschine, dann gossen sie den Misch in ein mit Brettern verschaltes Loch in der Erde.

Der Grabmacher Wagner, ein paar Reihen weiter, fluchte über die wasservollen Löcher, die er auszuräumen hatte. Ohne Laut, mit zornigen Gesten. Ellbogen zuckten, Füße stampften, und dazu im Gesicht die reine Pantomimenwut.

Die Männer hievten einen Marmorsockel auf das Fundament, betonierten einen Stahldübel hinein und spießten den Stein auf den Dübel. Auf dem Stein mein Familienname. Darunter klein sein Vorname. Zwei Zahlen.

Anzüge, dunkel, und dunkle Krawatten. Eine Ansprache. Langjähriges Mitglied, sich verdient gemacht. Schwere Krankheit, unverdrossene Ausübung des Berufes. Schöner Brauch Stein von der Innung. Alle zusammen:

Denn Dein ist das Reich-ch und die Kraft-ft und die Herrlichkeit-keit Amen.

Wagner kam zu mir, deutete zur Erde, fasste sich kurz ans Kinn, dann kippte er den Kopf zur Seite, schloss die Augen und legte die Hände gefaltet ans Ohr.

Slash Rekonstruktion.

Der Stein war größer als die anderen Steine. Weiß (Carrara, poliert), die Schrift vertieft-erhaben (Block-Antiqua). Oben links, an Kopf und Rand, lief der Stein aus in einem Kreuz.

»Dabei war er nicht mal in der Kirche«, sagte ich zum Schwager. »Was für ein scheußlicher Stein.«

Auf dem Vornamen klebte ein gelber Zettel: »Liegezeit abgelaufen, Angehörige bitte bei der Friedhofsverwaltung melden.«

Der Schwager: »Man fahndet schon nach euch, oder.«

Wir rüttelten am Stein, bis er locker war. Wir rüttelten ihn an den Schultern, um ihn zur Vernunft zu bringen. Der Mörtel zwischen Stein und Sockel knirschte vor unseren Füßen.

Wir umwickelten den Stein mit Seilen. Jetzt ihn hochziehen und auf den Stoßkarren legen, das war der Plan. Der Schwager zog am Seil. Luft zwischen Stein und Sockel, eine Fingerbreite breit. Der Schwager zog den Stein vom Dübel und langsam in die Höhe.

»Das geht ganz leicht!« Der Schwager.

Der Stein war frei. Er schwebte schief über dem Sockel.

»Die Karre!« Der Schwager.

Die Beine des Dreibocks sanken tiefer in die Erde. Ich rangierte mit der Karre vor und zurück, hob die Deichsel, drückte sie nach unten. Ich versuchte, die Ladefläche unter den Stein zu bugsieren. Der hing noch zu tief. Der Schwager zog den Stein höher. Der Dreibock ging in die Knie. O-Beine.

»Die Karre! Die Karre!« Der Schwager.

Ich hob die Karre an der Deichsel an, hinten senkte sie sich. Ich versuchte, sie unter den Stein zu drücken. Währenddessen die Rundhölzer: Unten drückten sie sich tiefer in die Erde. In der Mitte bogen sie sich nach außen. Oben, das Kreuz, zu dem sie verbunden waren, senkte sich, vom Zug des Flaschenzugs gezogen.

»Lass mich das machen, halt du das Seil!« Schwager.

Ich zog den Stein weiter nach oben, mit winzigen Rucken. Eine Stange knackte. Der Schwager rief: »Lass ab! Lass ab!«

Das Holz brach mit einem Knall. Der Dreibock kippte zur Seite und knickte | falzte die Stange. Der Stein fiel auf die Stoßkarrenkante, die Deichsel schlug nach oben. Sie traf oder streifte den Schwager, der trat einen Schritt zurück, fiel. Von der Deichsel verletzt | ausgeknockt oder gestolpert über die eigenen Füße.

Der Stein lag flach auf der Erde. Der Schwager blutete. Um die Wunde war das Gesicht in roten Streifen geharkt.

»Hast du dir wehgetan?«

»Das ganze noch einmal, dann halt ich auch die andere hin, oder.« Schwager, im Sitzen. Er sprach mit halb geschlossenem Mund. Ich reichte ihm ein Zellstofftaschentuch. Er führte es mit Vorsicht an die Lippen und spuckte hinein.

Ich ging los | rannte, so gut es ging, den Friedhofsgärtner zu suchen. Der musste Mull oder Pflaster haben. Ich sah noch die Unendlichkeit von hinten, sie watschelte durch das Tor. »Frau Wänisch!«, rief ich, »wissen Sie, wo der Herr Wagner ist?«

Ich dachte für einen Moment, der alte Wagner sei noch am Leben und immer noch zuständig fürs Eingraben, Ausgraben und Kompostieren. Unsinn, dachte ich. Wagner wäre jetzt mindestens einhundert Jahre alt.

Frau Wänisch: »Bei den Kindergräbern, da hab ich ihn vorhin gesehen.«

Rekonstruktion. Er klopfte mit dem Fäustel noch einmal sacht auf jeden Keil, die ganze Reihe der Keile entlang. Der Stein brach in der Mitte durch. Auf der einen Hälfte standen Buchstaben (Name), stumpf gewordenes Blattgold, auf der anderen Hälfte Zahlen (zweimal Tag, Monat, Jahr). Er hob eine Hälfte des Steins auf den Bänkstein.

Später klingelte die Flex. Sie sang, dass er zu Hause war. Dass er arbeitete. Dass er arbeitete, war wichtig. Wer nicht arbeitete, war krank. Die Flex sang, dass er gesund war und dass alles gut war.

Ich stellte mich in seine Nähe, die Töne stachen in den Kopf, ein beruhigender Lärm, und zog den Geruch in die Nase. Angebrannter Kalkstein. Schleifstaubwölkchen, silberne Schwädchen. Ein Geruch nach Brand und Metall. Nach Eisenbahn. Bitte Vorsicht an Gleis 2. Es hält Einfahrt der D-Zug von Paris nach Bukarest über München, Wien, Budapest, Kurswagen nach Venedig, Belgrad und Konstantinopel, planmäßige Abfahrt 21 Uhr 50. Von der Bahnsteigkante zurücktreten!

Der Stein glänzte. Ich beugte mich darüber, schnitt Grimassen. Er schob mich zur Seite.

Der Stein war kleiner als die Steine sonst. Ich saß dahinter auf der Karre. Die Werkstatt. Die Einfahrt (gestampfter Lehm). Die Straße. Ein Auto. Rollsplitt. Der Bahnübergang: Andreaskreuz, offene Schranke. Das Friedhofstor, die Wasserstelle mit den verzinkten Gießkannen, die Kastanien.

Er setzte den Stein auf den Dübel. Das Grab war kleiner als die Gräber sonst, sehr viel kleiner. Er sagte: »Die war so alt wie du.«

Es war nicht logisch, dass Kinder starben. Erst starben die Großväter und Großmütter, dann die Väter und Mütter, vielleicht. Dann vielleicht die Jungen und Mädchen, aber wahrscheinlich nicht. Und jetzt war ein Mädchen gestorben, das war so alt wie ich. Hirnhautentzündung. Gestorben, in der Nacht. Sie hatte böse Dinge gedacht, wahrscheinlich.

Die Erde lag blank und rechteckig im Rasen, ohne jede Garnitur. Nur ein Kreuz mit einem Namen darauf. Und eine Suppenschüssel, auf der stand: Suppe. Er wog vielleicht ein halbes Lot und war am fünften Tage tot.

Ich beschloss, in so ein kleines Grab niemals hineinzupassen. Am vierten Tage endlich gar die Paula wie ein Fädchen war? Am dritten Tag, o weh und ach, wie ist die Paula dünn und schwach? Am nächsten Tag, ja sieh nur her, da war sie schon viel magerer? Nein. Ich würde meine Suppe essen.

Slash Rekonstruktion.

Und ich wurde kerngesund. Ein dickes Mensch und kugelrund.

Das war die wichtigste Information | Anweisung, das wichtigste Programm in diesem Leib: Da drin nicht verschwinden! Dort nicht hineinpassen! Diese Anweisung wog an die hundert Pfund.

Wagner hatte sich nicht verändert. Sogar der alte Anzug war derselbe wie früher. Wagner war groß und dünn und hatte nur drei Möglichkeiten: ein Maßanzug; ein Anzug, der zu weit war; ein Anzug, der zu kurz war.

Wie die meisten Männer mit geringem Einkommen | mit wenig Geld | wie die meisten armen Männer wählte er Möglichkeit drei. Er saß auf einem Aufsitzbagger und hob ein abgelaufenes Grab aus. Zwischen Socken (braun) und Hosen (braun) leuchteten weiß ein Paar Waden. Im Aushub erkannte ich fast verrottete Holzfasern. Wagner rief: »Das ist das einzig Gute, dass von den Kleinen selten was bleibt.«

Kinder waren meistens so mager, dass von ihnen nichts übrig blieb. Tote ohne Fett verwesten vollständig. Ohne Fett keine Wachsleiche. Ich sah die Gräber in der nächsten Reihe. Die, die als Nächstes dran waren, vergessen zu werden. Die da ausgehoben wurden nach zehn Jahren (das war die Liegezeit für Kinder), hätten meine eigenen Kinder sein können.

»Herr Wagner, haben Sie was zum Verbinden? Mein Schwager hat sich verletzt.«

Ich formulierte deutlich Silbe für Silbe. Wagner schaute mir nicht auf den Mund, sondern auf die Augen. Ein dunkelblonder, schütterer Pony teilte die Stirn. Darunter lagen, nahe beieinander, die wässrig blauen Augen eines Kleinkindes. Wangenknochen, über die sich ein Netz von Gefäßen spannte. Mittendrin ein purpurpralles Rhinophym. Auf dem war jede Talgdrüse einzeln zu identifizieren.

»Ich möchte doch fragen, wer Sie sind.«

Eine kräftige Stimme. Bass? Klare Modulation. Ich sagte nichts.

»Der Wagner, den Sie meinen, ist mein Großvater. Der liegt da hinten.«

Wir klärten die Abstammungslinien und wechselten zum Du. Wagner III langte unter den Aufsitzbaggersitz und zog einen hellen Plastikkasten (ABS | Acrylnitril-Butadien-Styrol) heraus. Der Kasten war einmal weiß gewesen. Jetzt war das Weiß vergilbt, das Rot des aufgedruckten Kreuzes war zu einem Pastellgelb gereift.

Der Schwager saß noch immer auf dem Rasen zwischen dem Stein und den Trümmern des Dreibocks. Er pulte | fingerte in dem blutverschmierten Taschentuch herum. Hielt einen Backenzahn in die Höhe, an dem klebte blutiges Gewebe. Ich sagte: »Steck ihn wieder rein. Der wächst wieder an.« Ich presste eine Kompresse auf die Wange, der Schwager zuckte und schrie mit geschlossenem Mund. Ich klebte einen langen Streifen

Heftpflaster über die Kompresse. Ich hielt ein Zellstofftaschentuch vor seinen Mund.

»Ja komm, jetzt spuck! Sonst spuck ich.«

Er spuckte und ich wischte die Blutschraffur ab.

Ich wickelte eine Mullbinde um seinen Kopf, um Pflaster und Schläfe und Haare und Wange und Kinn und noch einmal und noch einmal.

Der Schwager lächelte schief. Wir hatten beide genug Kinofilme gesehen, um zu wissen, was diese Wundversorgung für die weitere Handlung bedeutete.

14

Wenn es blutet, muss man sich die Frage stellen, ob der Hund eventuell gefährlich sein könnte. Wenn es blutet (bei mir hat es das), dann ist im Laken hinterher ein roter Fleck. Wenn es blutet, fühle ich mich etwas besser! Wenn es blutet, können wir es töten. Wenn es blutet, wäre es beißen. Wenn es blutet, können wir es töten. Wenn es blutet, solltest lieber nochmal zum Arzt hingehn. Wenn es blutet, wird ein Spezialhund gebraucht, ein Schweißhund, der spezialisiert ist, angeschossene Tiere zu suchen. Er macht Schorf sofort ab und ist erst zufrieden, wenn es blutet. Wenn es blutet, können wir es töten.

Vorm Eingang ein flusiger Bart, darin dicke Lippen. Die umschlossen den Filter einer Zigarette. Frauenfinger nahmen die Kippe aus seinem Mund, ein Zeigefinger klopfte | tupfte die Asche ab, die schwebte hinunter auf das Betonpflaster. Der Kopf des Jungen steckte auf einem kurzen, breiten Rumpf. Keine Arme, keine Beine, kein Unterleib, das hieß nicht nur: kein Schwanz, das hieß auch: kein Arsch zum Sitzen. Der Rumpf war auf die Sitzfläche eines Elektro-Rollstuhls gesetzt | gestellt.

Gelbbraune Gesichter. Sportanzüge (mehrfarbig, Polyester), Freizeitgarnituren (einfarbig, Baumwolle). Morgenmäntel und stumpfbunte Jacken aus Fleece | Polyesterwebpelz, wärmende Funktionsbekleidung im Outdoorbereich. Eine birnenhafte alte Frau, dünnes und fettiges | schweres Haar (verfaulter Stielansatz), mit schwarzer Kunstlederjacke, darunter ein Samtrock bis zum Boden (bischofsviolett).

Ein dünnes Mädchen. Sie hielt den Unterarm senkrecht nach oben. Der Mund an den ausgestreckten Fingern.

Der Junge im Elektro-Rollstuhl surrte vorbei. Er hatte den Kopf gesenkt und zur Seite gedreht und lenkte den Stuhl mit einer Kinnsteuerung, in den Krankenhauseingang hinein.

Boden: Verbundsteine (Ritzen flechtenfrei), darauf marmeladenglasdeckelgroße Flecken (schwarz, Polyisobuten), hellbraune Zellulosefaserzylinder, darauf Schlappen (Leder, PVC), Sandalen, Stoffturnschuhe. Ein Kehrblech am Stiel, am Stiel ein Stadtreinigungsdonut.

An der Glastür eine Leiste Verbotsschildchen. Rote Ringe und rote Sekanten von zwei Uhr bis acht Uhr, viel zu flach durchgestrichen, schlechte Gestaltung. In den Ringen: Roller, Zigarette, Mobiltelefon, Fahrrad, Hund, Rollschuh (Inliner).

Der Fahrstuhl, Baujahr 1992, machte pling. Eine Drahtglasflügeltür klappte zu beiden Seiten von mir weg, und ich war auf der Neurologie. An der Flurwand Kinderzeichnungen (Buntstift), Haus, Blume, Baum, Auto. Handläufe (Buche) von Zimmertür zu Zimmertür, Eckverbindungen abgerundet (Acryl-Vinyl, brillantblau; Farbleitsystem?).

Boden: Polyurethan, ausgegossen und an den Scheuerleisten hochgezogen, ein Gummikanal der ganze Flur. Eine Frau im Greifreifenrollstuhl rollte mir entgegen. Heller Frotteebademantel. Der eine Fuß (Socke, grobe Wolle, hellgrau) stand auf der einen Fußplatte, der andere Fuß (Stoffsportschuh weiß) hing neben der anderen, hochgeklappten Fußplatte herab und schob auf dem Gummiboden mit an oder bremste | korrigierte, wenn der Greifreifen zu hastig angeschoben worden war.

Ein Kniebundhosenmann, Geschirrtuchhemd rotweiß, trug eine Lodenjoppe über der Schulter, die Fingerkuppe ins Gliederkettchen (Messing) gehakt. Zwei Ärzte redeten ihm zu.

Der eine: »Wenn der Patient vom Bett aufsteht, steht die Seele mit auf.«

Der andere: »Und der Zeitfaktor ist ja sehr gut bei Ihrer Frau.«

Mutter lag mit drei anderen Frauen auf einem Zimmer. Sie lag mit der gelähmten Seite zur Tür | zu mir. Sie schien zu schlafen. Ich trat an das Bett. Das Auge auf der gelähmten Seite stand offen. Sie rührte sich nicht. Ich erkannte nicht, ob sie mich erkannte oder auch nur sah. Ich guckte zurück. Das Auge der Mutter, das Auge des Vaters.

Rekonstruktion. Ich sollte schon die Kartoffeln aufsetzen, damit das Essen fertig war, wenn die Mutter von der Arbeit kam, vom Lämpchenschrauben, vom Aus-der-Welt-eine-Modellbahn-machen.

Er kam mir im Flur entgegen. Die Hausschlappen zogen ihn, über das Linoleum zum Wohnzimmer. Er war anders betrunken. Schläfriger. Er schleifte mit der Schulter an der Wand des Flures entlang (Hahnentritt). Streifte das Bild. Er hatte es einmal selbst geklebt, in der BT, der Beschäftigungstherapie. Zwei Reiher aus weißen Steinchen. Schilfrohr aus Braun und Dunkelgrün, drum herum alles schwarz. Das Bild fiel zu Boden. Steinchen platzten aus dem Rahmen. Die würde ich zusammenfegen müssen.

Ich nahm ihn bei der Hand und führte ihn zur Couch. Ich schob eine Nackenrolle unter seinen Kopf. Eine Nackenrolle mit ockergoldenem Bezug, ein großes Bonbon. Gummizüge links und rechts.

Ich setzte Kartoffeln auf. Auf Stufe zwei brauchten sie vierzig Minuten. Ich ging noch einmal aus der Wohnung, um Quark zu holen. Zwei Pfund Magerquark, viereinhalb Prozent Fett, neunundneunzig Pfennig das Pfund. An der Kasse bemerkte ich, dass ich nur einen Becher in der Hand hielt. Ich holte einen zweiten Becher aus dem Kühlregal und stellte mich an der Kasse wieder hinten an.

Er hatte es immer so eingerichtet, dass man ihn rechtzeitig entdeckte. Das musste einmal schiefgehen. Ich hatte beschlossen, dass es dieses Mal schiefgehen würde.

Auf dem Weg nach Hause sah ich einen Jungen, der sich den Schuh band. Er hatte den Fuß auf ein Gartenmäuerchen gestellt. Sein Haustürschlüssel lag neben der Ferse. Der Junge rannte weiter, der Schlüssel lag immer noch da, ohne Fuß. Ein Sicherheitsschlüssel mit gezacktem Bart und einem kreisrunden Griff. Ein Haustürschlüssel zu einem Haus mit einem anderen Leben darin. Ich hob den Schlüssel auf, in der Faust schob ich ihn in die Anoraktasche.

Ich schloss die Haustür auf. Es war der gleiche Flur wie zu Hause, die gleichen Hahnentritte an der Wand, die gleiche Küche. Ich stellte den Quark in den Kühlschrank. Ging ins Wohnzimmer. Der gleiche Geruch wie zu Hause, Alkohol (süß), Medizin (bitter).

Ich zog die Vorhänge zu. Das eine Auge war nicht ganz geschlossen. Es schaute mich an. Ich wusste nicht, ob er mich noch erkannte. Auf der Straße spielten die anderen Kinder. Kaiser, wie viel Schritte gibst du mir? Die Nachbarin putzte die Fenster. Das Auge des Vaters. Ich schaute zurück.

Ich reparierte das Mosaik. Mit welcher Farbe eine Lücke geschlossen werden musste, konnte ich aus der Farbe der umgebenden Steinchen erschließen. Doch ein Reiherkopf war komplett abgeplatzt. Das Holz der Trägerplatte lag bloß. Ein großer Pressspanplattenfleck (hellbraun), darin an manchen Stellen Holzfaserbündel (noch helleres Braun).

Ich erinnerte mich ungefähr: der Schnabel nach oben.

Slash Rekonstruktion.

Senkrechter Unterarm der Raucherin.

Rekonstruktion. Den Kopf in den Nacken. Ich wusste nicht mehr, ob der Kopf von links oder von rechts zu sehen gewesen war.

Slash Rekonstruktion.

Dieses eine Mal hatte mein Merkzwang versagt, meine (in order of app.) Beobachtungs-, Benennungs- | Katalogisierungswut.

Taking decisions, your task. Ich musste mich unbedingt wieder nach einem Job umsehen. Ich musste nach Hause, sofort, E-Mails schreiben, Agenturen abklappern. Klinken putzen.

Rekonstruktion. Der Reiherkopf, der abgeplatzte. Nolens volens erfand ich ihn ganz neu. Das war doch legitim.

Sein Auge unter dem hängenden Lid. In seinem Gesicht ein fragender Ausdruck. Fragend nicht so sehr als Wunsch nach Wissenszuwachs oder Welterfahrung, vielmehr als ein Empören. Ein, wenn auch aussichtsloses und als aussichtslos bereits erkanntes, so doch: Empören. Camus und so. Es war ja offensichtlich, dass es so nicht weitergehen konnte. Diese dauernde Wiederholung. Diese dauernde Erinnerung nach vorn (Kierkegaard).

Ich hörte die Mutter auf der Straße. Sie schimpfte mit den spielenden Kindern. Mittagsruhe, brüllte sie, Mittagsruhe! Es war die Zeit, in der er den ersten Rausch ausschlief. Da musste Stille herrschen. Wenn er am Mittag nicht schlafen konnte, war der Rest des Tages für alle verdorben.

Ich schnitt Schnittlauch. Auch so ein Pleonasmus, Schnittlauch schneiden. Schnittlauch wieder ganz machen! Hat sich hingelegt, sagte ich zur Mutter. Ob der Schnittlauch reiche?

Slash Rekonstruktion.

Es roch nach Früchtetee, Kartoffelbrei, Stützstrumpfschweiß, Pfefferminztäfelchen, Schwefelwasserstoff, Ammoniak, Stützstrumpftee, Ammoniakschokolade, Schwefelminze. Kartoffeltee, Ammoniaktee, Schwefeltäfelchen, Schwefeltee. Picknick am Geysir.

Eine Schwester kam mit schnellem Schritt herein, riss | zog ein Fenster auf. Sie rief meinen Familiennamen. Sie stand am Fußende von Mutters Bett und rief noch einmal. Mutter reagierte nicht.

Die Schwester, laut: »Hatten wir heute schon Stuhlgang?« Sie fasste unter Mutters Wange und drehte ihr Gesicht nach oben. Ich ging aus dem Zimmer.

Ein Mann im Rollgestell schlurfte den Flur herunter. Aus seinen Achseln ragten die Polster der Stützen. Er war jünger als ich. Viel schlanker. Ein Therapeut | Pfleger ging rückwärts vor ihm her. Der zog an einer Mullbinde, die am Fuß des Patienten befestigt war. Zog den Fuß hoch, ließ ihn wieder hinab, zog hoch, ließ ihn hinab. So bewegten sich die beiden durch den Polyurethankanal | den Gummikatheter.

Rekonstruktion. Ein paar Wochen später, als ich von der Schule kam, war er wieder da. Er stand vor der Wand im Flur und untersuchte die Reiher. Sein Leib war aufgeschwemmt von Medikamenten. Die wurstigen Finger betasteten die Steinchen. Er drehte sich zu mir. Das Augenlid hing immer noch. Das würde so bleiben. Aus dem großen Kinn war jede Kraft gewichen. Er sagte: »Da bin ich wieder.«

Slash Rekonstruktion.

Rekonstruktion (auch: Instandhaltung, Konservierung, Denkmalschutz).

Der Schwager hatte von einer Bäckerei erzählt, zwei Dörfer weiter, in der es Donuts geben solle. Ich fuhr aus der Stadt hinaus. Ich streckte das Bein, ich knickte das Handgelenk, siebzig, noch einmal, hundert. Quer zu den Hängen lagen Streuobstwiesenstreifen. In den akkurat ausgelichteten Baumkronen hingen volle Dolden schwarzer Kirschen. Stanniolbänder blinkten.

Die Stimme eines alten Dialektschauspielers, der in der Gegend einmal sehr beliebt gewesen war, nannte den Namen eines Möbelgroßmarkts. Man hatte, was er sagte, silbenweise zerteilt, wieder zusammenmontiert und mit einem stählernen Beat unterlegt. Der Dialektschauspieler rief, rhythmisch stotternd, die Ausfahrt der Bundesstraße, die man nehmen musste, um zum Möbelmarkt zu kommen. Ich drehte das Autoradio lauter.

»Grüß Gott!«

»Grüß Gott! Was darf's sein?«

Ich kannte die Verkäuferin. Vorname, Familienname. Wir waren zusammen in den Kindergarten gegangen und in die Grundschule. Dann ich zur Schule in die Stadt, sie weiter zur Schule im Dorf. Paula, Paula, puff, puff, puff, koch mir eine Wassersupp! Aber nicht zu dick, dass ich nicht erstick!

In der Vitrine lagen Berliner, Krapfen und Donuts. Donuts in verschiedenen Größen. Maxi, medi, mini. Die kleinen hatten einen Durchmesser von etwa zwei

Zoll | fünf Zentimetern, anderthalb Zentimeter das Loch. Torus | Grabkranz | Donut, egal. Schwimmring. Plural: Tori.

»Zehn von den Kleinen.«

Ich setzte mich ins Auto und schob Kranz um Kranz ganz in den Mund. Volumen gleich zwei Pi Quadrat mal klein r Quadrat mal groß R. Oberfläche gleich vier Pi Quadrat mal klein r mal groß R. (Klein r: Radius des ganzen Rings. Groß R: Entfernung der Teigmittelpunkte vom Lochmittelpunkt.) Machte 4,6 frittierfett- | schmalztriefende Quadratzentimeter auf einen Kubikzentimeter Teig. Paula, Paula, puff, puff, puff. Ein viertel Quadratmeter Fett mit Puderzucker darauf. Vierzig Minidonuts: die Fläche eines Kindergrabes.

15

Der Boden der Grube | der Beckenboden stieg stetig. Trockenes Laub, Torf, Staub, hohle Insektenpanzer.

Auf der anderen Straßenseite fegte Frau Gomolka den Gehweg. Ich beobachtete sie, ohne hinzuschauen | den Kopf zu ihr zu drehen, den ihr zugewandten Augapfel schläfen-, den andern nasenbeinwärts gedreht, durch die Löcher in der Hecke (Abendländischer Lebensbaum, Thuja occidentalis).

Sie stieß den Straßenstaub, Besen: rote PVC-Borsten (Elaston), halbmeterweise über den Asphalt, bis knapp über ihre Grundstücksgrenze hinaus. Sie fegte einen Meter weiter, als sie musste. Vielleicht wollte sie vermeiden, pedantisch zu erscheinen. Oder: Sie wollte ihrer Nachbarin einen Gefallen tun. Eine gönnerhafte Besengeste.

Im Becken scheuchten Wolfsspinnen (Trochosa terricola) hin und her. Manche staksten die Beckenwand hoch und verschwanden im Rasen. Manche blieben unten, die trugen jede ein weißes Eierpaket | einen Eierkokon | eine Eierkugel | ein Eierei zwischen den Hinterbeinen.

Vielleicht machte Frau Gomolka das Fegen einfach Freude. Vielleicht hätte sie gern noch viel weiter gefegt, hätte ihrer Nachbarin, Frau Härle, am liebsten den ganzen Gehwegabschnitt sauber gefegt. Aber, und das ließ sie umkehren, nachdem sie einen Meter zu weit gefegt hatte, sie wollte Frau Härle das Vergnügen nicht nehmen.

Der Boden erreichte die Beckenkante. Das Wasser floss unter dem Moder vieler Jahre hindurch, überholte ihn unterirdisch | untermodrisch, floss über den Rand aus Granit und Syenit in den Rasen und trug | schleppte | schwemmte den Dreck aus dem Becken.

Ich legte Rock und Bluse auf den Gartenstuhl (stapelbar, Polypropylen), setzte mich an das Becken, die Beine ragten Richtung Europa, hingen ins Meer, und glitt ins dunkle Wasser. Das Wasser floss beständig über den Rand, zweihundertdreißig Pfund minus zehn Pfund (Kopf, über Wasser) gleich zweihundertzwanzig Pfund | einhundertzehn Liter schwemmten ins Gras, das Gewicht versickerte in der Erde. Heureka!

Das Becken lag im Licht eines Wolkenfensters | einer Lücke im Cumulonimbus. Eine blaugraue, randlose Decke mit einem Loch, durch das die Sommersonne knallte und das Wasser erwärmte, knapp unter dem Spiegel. Unter mir glitzerten Sternbilder aus goldenen Zeichen.

Ich legte den Kopf auf den Beckenrand, wo, gerade noch aus der Erinnerung zu erkennen, »Käthe Wittlinger« geschrieben stand. Dort hatte ich gute Sicht auf die Werkstatttür, immer noch.

Rekonstruktion. Etwas schief lag ich im Becken, um den Vornamen von Frau Wittlinger nicht zu berühren. In der Werkstatt kreischte die Schleifmaschine. Das Kreischen, der Geruch, es war alles in Ordnung.

»Komm aus dem Wasser«, rief er. »Es gewittert gleich! Ein Mensch ist kein Lurch!«

Nackt und fett stand ich am Bänkstein. Vor den Augen: feiner Steinmehlschlamm. Er goss Wasser darüber. Eine schwarze Fläche stieg auf, glänzend poliert. Die Jahreszahlen und der Name waren verschwunden. Er sagte: »Da kann man jetzt jeden Namen draufschreiben.«

Ich schaute hoch in sein eingestaubtes Gesicht. Er hatte die Schutzbrille auf die Stirn geschoben, den Staubfangbecher auf das Kinn. Um die Augen und den Mund herum frisch polierte Haut.

Slash Rekonstruktion.

Ein N-Klon, oder wie soll man da sagen.

Rekonstruktion. Er lächelte mit schmalen Lippen. Er langte zum Diamanten und ritzte die Konturen der Schrift.
Slash Rekonstruktion.

Das helle Rot hinter den Lidplatten, blutgefärbtes Sonnenlicht, verdunkelte sich. Ich öffnete die Augen. Lucas (der Große) stand etwas grünstichig auf dem aufgeweichten Rasen | im Sumpf, ein Schatten vor dem Wolkenfenster, unter dem Arm die Schultasche. Er schaute auf das Wasser. Vor mir schwammen zwei helle, flache Inseln. An ihren Küsten lief Treibgut auf, Zweige, chitinversteifte Exoskelette von Kellerasseln (Porcellio scaber, wörtlich: räudiges Schweinchen), Erde, ein, zwei, drei Spinnenkokons.

»Kalt?«

»Nur unten.«

»Das hat der Opa gemacht, das Becken.«

»Willst du reinkommen?«

Das Knattern des Autos der Schwester, von der Straßeneinfahrt her. Der Motor klang aus.

»Du bist viel dicker als Mama.«

»Das stimmt. Und was gefällt dir besser?«

Ich drehte den Kopf von ihm weg, zum Scherenspalier (Kiefer, hellbraun gebeizt). Er sollte schauen, ohne sich beobachtet zu fühlen. Im Winkel von zwei Spalierstreben hockte eine Wolfsspinne auf einer weißen Kugel.

Die Schwester rief, Lucas solle hereinkommen, sofort. Sofort solle er hereinkommen und seine Tante in Ruhe lassen. Außerdem fange es jeden Moment an zu regnen. Sie drehte den Wasserhahn am anderen Ende des Gartenschlauchs ab. Zwanzig Meter Schlauchwasser fielen | sanken | rannen noch ins Becken, über die Beckenkante hinaus ins Gras, dann lag der Wasserspiegel eben, strömungs- und wirbel- | strudellos. Ein glattes, hellgraues Rechteck im zerzausten nassen Gras.

Ich sei bei der Mutter gewesen, sagte die Schwester.

Das Regenwasser floss die Hauptstraße herunter. Ein Blitz, sofort der Donner. Die Autos rollten mit dem Wasser den Hang herunter, bogen langsam vorm Haus vorbei.

Ich hob die Klebebandrolle vom Filzstift und zog am überstehenden Ende.

»Sie hat geschlafen. Ich wollte sie nicht wecken.«

Ob ich mitessen wolle. Kartoffeln mit Butter und Salz. Und Salat. Sie komme nicht mehr zum Kochen. Dann gebe es eben Kartoffeln mit Butter und Salz. Und Salat.

Ich erzählte, wie ich ihn einmal beinahe getötet hatte.

Die Schwester hob Teller aus dem Tellerschrank, zog Besteck aus dem Besteckkasten, stellte das Essen auf den Esstisch. Sie schüttelte den Kopf. Diese Geschichte hätte ich ja von ihr, sagte sie. Ich hätte doch nie Kartoffeln aufsetzen müssen. Dafür sei ja immer sie, die Ältere, verantwortlich gewesen. Und: Ja, sie erinnere sich. Vermutlich habe sie es mir einmal sozusagen gebeichtet. Viel später, als alles vorbei gewesen sei. Als sie sich nicht mehr so sehr geschämt habe dafür. Oder: als ihre Schuld endlich die Scham überwogen habe.

Der Regen ließ nach, hörte auf. Ich nahm aus der Emailledose die Schere und schnitt das eingekniffte Klebeband dicht an der Rolle ab. Ich drückte das Ende fest an die Rolle.

Draußen fegte Frau Gomolka das Wasser aus den Pfützen.

16

Wir trugen den ersten Balken (Fichte) durch die Reihen der Gräber. Zwanzig auf zwanzig auf dreihundert Zentimeter, etwa | ungefähr | ca. vierhundertfünfzig Gramm pro Kubikdezimeter (darrtrocken), das machte etwa | ungefähr | ca. vierundfünfzig Kilogramm pro Balken.

Wir trugen den zweiten Balken durch die Reihen der Gräber, den dritten. Vierter Gang: Stoßkarren, Flaschenzug.

Ich lehnte mich an einen Stein. Der knirschte. Ich setzte mich auf das Gras. Vor mir lag der Stein vom Vater. Die Schrift nach unten lag er auf dem Rasenstück, das die Gräber der gerade Gestorbenen | derer, die sich gerade erst hingelegt hatten, trennte von den Gräbern derer, die nicht mehr lange liegen bleiben durften | demnächst aufstehen mussten. Ein Eisberg auf dem Grünen Meer. Zur Ecke mit dem Kreuz stieg das Hochplateau etwas an, sieben Grad oder acht.

Aufbau Dreibock. Stein umwickeln, hochziehen. Der Schwager stocherte | bugsierte den Stoßkarren unter den Stein. Auf einem Elektroschlepper (zug. Höchstgeschw. 20 km/h) surrte Wagner III heran. Er machte den faltigen Hals lang und schob den Kopf aus der offenen Kabine: »Habt ihr den umgelegt? Der war doch nicht wacklig.«

Ich: »Die Liegezeit ist abgelaufen. Der Zettel klebt auf der Unterseite.«

»Aber da braucht ihr doch einen Erlaubnisschein. Habt ihr einen Erlaubnisschein?«

»Woher?«

»Muss deine Mutter beantragen.«

Schlaganfall. Krankenhaus. Kann nicht.

»Ich weiß. Ich weiß auch nicht. Ihr braucht einen Erlaubnisschein. Geht auf die Gemeinde fragen. Aber stellt den Stein wieder hin.«

Ich verstand seine Laute, aber die Bedeutung drang nicht so schnell zu mir durch.

Wagner III: »Ihr müsst den Stein wieder hinstellen. Zum Umlegen braucht ihr einen Erlaubnisschein von der Gemeinde.«

Wagner III schaute von seinem gras- | grabgrünen Wagen herunter. Wir schauten zu ihm nach oben, der Schwager und ich.

»Jetzt macht halt.«

Ich gab Seil nach, der Stein senkte sich. Der Schwager drückte und drehte den Stein, so dass das Bohrloch auf die Dübelspitze traf. Der Stein glitt auf den Dübel.

Wagner III sprang aus der Kabine. Er rüttelte am Stein. Dann langte er in seinen Anzug und zog einen roten Zettelblock heraus. Er riss einen Zettel ab, spuckte auf die Rückseite, verrieb die Spucke mit der Handkante. Er patschte den roten Zettel auf den Grabstein, unterhalb des gelben Zettels, und drückte | presste | rieb die Ränder glatt.

Auf Gelb: »Liegezeit abgelaufen. Angehörige bitte bei der Friedhofsverwaltung melden!«

Auf Rot: »Unfallgefahr! Grabstein lose! Gefahr sofort beseitigen! Nutzungsberechtigter haftet bei Unfallschaden! Angehörige bitte bei der Friedhofsverwaltung melden!«

17

»Die Ruhezeit für Aschen«, sagte der Herr hinter der Balustrade (Pressspan, Messerfurnier Birke, Melaminharz) zu dem Telefonhörer. Er rollte mit dem Stuhl zurück, rollte zum Regal, in dem die weiß-schwarzen Rücken Rücken an Rücken zum Zimmer standen, schob einen Zeigefinger in ein aluminiumgefasstes Fingerloch | Mauseloch und zog einen Ordner heraus.

Seine Hand drehte die Papiere. Sein Mund sagte zum Hörer: »Die Ruhezeit. Für Aschen. Moment.« Er schaute auf, sah uns am Tresen stehen, nickte uns zu, formte mit dem Mund, phonetisch übertrieben korrekt, das Wort »sofort«.

»Aschen. Moment. Zwanzig Jahre. Die Ruhezeit für Aschen beträgt zwanzig Jahre. Keine Ursache, dafür sind wir ja da. – Für den Ausweis? Eins reicht. Aber ein aktuelles. Frontal, nicht lachen, Mund zu. – Montag bis Freitag sieben Uhr fünfzehn bis zwölf Uhr fünfzehn, Montag bis Mittwoch dreizehn fünfzehn bis sechzehn und am Donnerstag bis achtzehn dreißig. – Ab dreizehn fünfzehn, ja. – Donnerstag nicht, nein. – Aber bitte, Ihnen auch. Ja, danke, Wiederhören. Guck, die Paula. Wieder mal in der Heimat? Wie geht's der Mutter?«

Wir waren zusammen zur Schule gegangen. Paula, Paula, puff, puff, puff, koch mir eine Wassersupp! Irgendjemand hatte ihm Wassersuppe gekocht, in den letzten Jahrzehnten. Kubikmeter dicker Wassersuppe. Erstickt war er noch nicht.

Ich: »Sie bekommt es mit dem Sprechen nicht mehr richtig hin. Und wahrscheinlich bleibt sie gelähmt auf der einen Seite. Aber sie übt weiter.«

Er: »Solang der Zeitfaktor gut ist, hat man alle Chancen.«

»Wir kommen wegen dem Stein vom Vater.« Ich.

Er: »Der Erlaubnisschein. Das Problem ist, das Grab läuft auf deine Mutter. Nur deine Mutter kann einen Antrag stellen, dass der Stein abgeräumt werden darf.«

Ja, aber: Mutter Schlaganfall, Krankenhaus, kann nicht. »Sag mal, von was haben wir denn gerade gesprochen?«

Er: »Ich weiß. Dann müsst ihr sie entmündigen lassen. Der Vormund unterschreibt dann für sie.«

Ich: »Die Ärzte sagen, es kann jeden Tag vorbei sein.«

Er: »Wir wollen mal so sagen: Wenn es vorbei ist, seid ihr natürlich berechtigt, den Antrag zum Abräumen zu stellen, du und«, er schaute zum Schwager, der in Prospekten blätterte (Landesförderung erneuerbarer Energien), »deine Schwester.«

18

Unterdessen wurde die Stadt New Orleans in Louisiana durch einen Sturm zerstört und der Krieg im Irak ging weiter und Simon Wiesenthal starb und die Menschen beschossen einen Kometen (Tempel 1) mit einem Projektil aus Kupfer und Albert Mangelsdorff starb und Frances Newton wurde hingerichtet (Betäubung: Natriumthiopental, Muskellähmung: Pancuroniumbromid, Herzlähmung: Kaliumchlorid) und Ceuta und Melilla wurden von Afrikanern gestürmt. Die Franzosen lehnten die EU-Verfassung ab und Hans Clarin, die Stimme von Pumuckl, starb auch.

Den Mietwagen konnte ich mir nicht mehr leisten. Ich brachte ihn zurück zum Flughafen. Wenn im Rückspiegel der Schwagermittelklassekombi verschwand, nahm ich den Fuß vom Gaspedal, bis er wieder auftauchte. Zusammen fuhren wir vom Flughafen zurück, im Schwagermittelklassekombi. Wir fuhren über die Hügel, dann stürzten wir uns den Hang hinunter in den Ort.

Manchmal ging ich durch den Ort. Milchholen beim Bauern im Dorf, oder zur Bushaltestelle, um dem Omnibus hinterherzusehen, der mehrmals täglich in die Kreisstadt fuhr.

Ich ging an der katholischen Kirche vorbei. Ein schlanker Quader aus Beton, geweißt, der mitten in der alten Siedlung stand. Ein Nachkriegsbau. Darin war ich getauft worden. Die Zeiger der Uhr: zehn nach zehn.

Ich las »DIN 4271« und »Guß- und Armaturenwerk« und, auf einer unscheinbaren Eisenplatte: »Fettabscheider«. An einem Jägerzaun hing ein rot gefasstes Schild (ASA | Acrylester-Styrol-Acrylnitril). Es kündigte einen Unterflurhydranten an, zwölf Meter weiter, in sechs Metern Abstand vom Zaun (Rohr einhundert Millimeter).

Ich zählte Kanaldeckel (Kreis im Quadrat) und Gittergullys und die Messing-Messpunktnägel im Asphalt. Der Asphalt war zerschnitten. Badehandtuch- | kindergrabflächengroße Flecke neuen Asphalts waren in den alten Asphalt gesetzt | genäht | geklebt worden, die Fugen akkurat mit Bitumen verfüllt.

Rekonstruktion. In den längsten Sommern klebte das Bitumen an den Fußsohlen. Davon konnte man Krebs bekommen. Fußsohlenkrebs.

Jemand hatte den Asphalt aufgeschnitten und ein Rohr repariert oder ein Kabel, oder einen Toten begraben, heimlich. Wie viele Menschen hier schon gestorben waren und begraben? Der Asphalt hielt sie mit all ihren Teilen in der Erde.

Die Inder glaubten, dass man wiedergeboren wurde (Religion, r.-k.). Auf der Erde lebten drei Milliarden Menschen (Biologie). Im Jahr 2000 würden es schon fünf Milliarden sein. Wenn einmal mehr Menschen auf der Erde lebten, als je gestorben waren, dann blieben die Zuspätkommer ohne Seele; ein Problem, das sich weiter verkomplizierte (Mathematik), sobald die seelenlosen Zuspätkommer ihrerseits starben und das Jenseits bevölkerten.

In den längsten Sommern dauerte das Füßewaschen vor dem Schlafengehen lang. Eine ganz vergebliche Mühe, falls man in der Nacht an Fußsohlenkrebs starb und die sauberen Füße ohnehin zurücklassen musste.

Er sagte: »Es gibt keine Seele. Was bleibt, ist der Stein.«

Slash Rekonstruktion.

Das alte Dorf zog sich bananenförmig an der Hauptstraßenkurve entlang, mit einer Ausstülpung (Abzweig Nebenstraße), die senkrecht wegführte von der konvexen Seite | Außenseite der Banane. An Banane und Ausstülpung (Abzweig Nebenstraße) schmiegten sich, gürtelartig, die weiteren Ausbaustufen. Von innen nach außen:

- Dorf
- alte Siedlung (ehem.: »Siedlung«)
- neue Siedlung
- Siedlung (ohne Attribut)

Die Bewohner des Dorfes lebten schon immer hier. Die Bewohner der alten Siedlung waren als Vertriebene | Flüchtlinge | Ausgesiedelte hierher gekommen (WK II), die Bewohner der neuen Siedlung waren die Kinder der Bewohner der alten Siedlung. In manchen Häusern der alten Siedlung lebten bereits die Kinder

der Bewohner der neuen Siedlung oder von bereits verstorbenen Bewohnern (Jahrgänge 1910–30) der alten Siedlung die Enkel (Jahrgänge 1960–70) und deren Kinder (1990 ff.). Alle Jahrgangsangaben: Circa-Angaben ohne Gewähr.

Die Herkunft der Menschen in der Siedlung ohne Attribut war nicht einheitlich. Norddeutschland, Ostdeutschland oder irgendeine Ortschaft oder Stadt im weiten Umkreis. Die Siedlung: überdimensionierte | missproportionierte Einfamilienhäuser, dreieckige Giebelfenster u. dergl., deren erwachsene Bewohner jeden Morgen mit großen Autos bis zu einhundert Kilometer weit zur Arbeit fuhren und abends wieder zurück. Sie »pendelten«. Was eigentlich | genau genommen nicht zutraf, denn sie kamen abends von der Arbeit wieder zurück in den Ort (Ruheposition). Als »Pendler« hätten sie über das Dorf hinaus weiterfahren müssen und wieder zurück usw. (Physik).

Wer in den Siedlungen (alt, neu, ohne Attribut) lebte, sagte, wenn er vom Dorf sprach, »altes Dorf«. Je weiter draußen einer wohnte, desto größer wurde das »alte Dorf«. Für manche Bewohner der neuesten Siedlung, der ohne Attribut, zählte die ganze alte Siedlung einfach zum »alten Dorf«. Andere, wenige, die gleichfalls in der Siedlung (ohne Attribut) lebten, nannten die alte Siedlung dagegen nicht »altes Dorf«, sondern »alte Siedlung«. Womit sie zu erkennen gaben, dass sie bereits eingesessen waren, sozusagen jung-eingesessen, dass sie sich assimiliert und also die Bezeichnung der Alt-Eingesessenen angenommen hatten.

Die Bewohner der neuen Siedlung legten Wert darauf, dass sie eingesessener waren als die Bewohner der Siedlung (ohne Attribut). Ein Umstand, der nach ihrer Ansicht auch durch die korrekte Benennung der alten Siedlung als alte Siedlung nicht einfach annuliert werden konnte.

Die Bananenform des alten Dorfes hatte zur Folge, dass seine Bewohner, wenn sie den Weg vom einen Ende der Banane zum anderen abkürzen wollten, Siedlungen und Siedlungszipfel | -fransen durchqueren mussten, die in der Bananenbiegung lagen. Die Bewohner der alten Siedlung wie die der neuen Siedlung grüßten freundlich über die Gartenzäune hinweg, wenn ein Bewohner des alten Dorfes vorbeiging. Oft genug war es andersherum, etwa wenn die Bewohner der Siedlungen einkaufen gingen in einer der Metzgereien oder Bäckereien entlang der Hauptstraße, oder wenn sie kuhwarme Milch holten bei einem der Höfe im alten Dorf, oder auf dem Weg zur Bushaltestelle.
Die Bewohner des Teiles der Siedlung aber (ohne Attribut), der in der Bananenbiegung lag, fühlten sich durch die Passanten (Sekanten!) immer ärger gestört. In der Freinacht | Hexennacht | Walpurgisnacht, die in dieser Gegend schlicht »die Nacht zum ersten Mai« genannt wurde, waren einige Bewohner der Siedlung (ohne Attribut) Opfer jugendlicher Streiche geworden. Beim Umwickeln mit Toilettenpapier sei ein fabrikneues, das hieß, höchstrichterlicher Rechtsprechung folgend, höchstens zwölf Monate altes Auto beschädigt worden.

Lack zerkratzt bzw. Antenne geknickt, die Angaben divergierten.

Manche Bewohner der Siedlung (ohne Attribut) hätten das Grüßen siedlungsdurchquerender Nichtsiedlungsbewohner (ohne Attribut) nun eingestellt, hieß es.

Die Oberschenkelinnenseiten meiner Hosen waren wieder einmal durchgewetzt. Ich nahm den Bus um 13.22 Uhr in die Stadt. Auf der Rückbank schubsten sich ein paar Jungs hin und her. Ein Vierersitz war frei. Ich ließ mich nieder (Zweiersitz im Vierersitz, in Fahrtrichtung). Hinter mir: »Uff!« Im Kaufhaus in der Stadt kaufte ich ein Paar neue Hosen.

Ich suchte im Netz nach dem Namen meines ersten Freundes. Ich fand ihn, sogar ein Foto. Er leitete die Fußball-Jugendabteilung des Turn- und Sportvereins. Ich schrieb ihm eine Mail. Ich ging von der neuen Siedlung quer durch die Siedlung in der Bananenbiegung (knallbunte Kleinwagen parkten vor Doppelgaragen, die Straßen waren völlig leer, ich fragte mich, wo die durchschnittlich 1,4 Kinder waren) ins alte Dorf.

Rekonstruktion. Wir gingen vor der Aussaat Hand in Hand über die leeren Felder. Aus der Erde wuchsen überall kleine Donnerkeile | Belemniten, schwarz versteinerte Finger.

Slash Rekonstruktion.

Mein erster Freund stand in einer Haustür. Er sah älter aus als auf dem Foto. Alle sahen älter aus als auf Fotos, vor allem auf Fotos im Netz. Wer von der Welt nur die Fotos aus dem Netz kannte, musste glauben, die Welt sei fünf oder zehn Jahre jünger als in Wirklichkeit und fünf bis zehn Kilo leichter (pro Person).

Wenn es gar keine Antwort mehr gäbe, dann wüsste das Netz noch eine. Ich suchte im Netz den Namen vom Vater, aber ich fand ihn nicht. Was nicht im Netz war, das hatte es nie gegeben. Das war so leicht, dass es nicht wog. Er war nicht im Netz. Er würde nie im Netz sein. Wenn nicht einmal das Netz eine Antwort kannte, dann gab es die Frage gar nicht.

Ich las: »Ist der Stamm des Buchstabens fertig, folgt das Heraushauen der waagerechten Balken im gleichen Arbeitsrhythmus. Die Schönheit und Eleganz eines jeden Buchstabens beruht in der Hauptsache auf der exakten Ausführung der sogenannten ›Füßchen‹ und der scharfen Umrisskanten der Buchstabenkonturen.«

Das las ich, nachts, in einer serifenlosen Linear-Antiqua, makelfrei gerendert (Gecko), auf einem von hinten beleuchteten Monitor.

Die Schwester machte große Augen, als sie fragte, wonach ich suche. In der Küche standen die Türen der Oberschränke offen. Die Schubladen und Auszüge der Unterschränke waren herausgezogen.

»Butterbrotsäckchen. Yannick bekommt jeden Morgen ein Butterbrotsäckchen mit einem Butterbrot darin. Ihr habt Butterbrotsäckchen. Wo?«

Die Schwester kam aus der Speisekammer mit zwei Packungen Butterbrotsäckchen (Pergamentersatz).

Ich schnitt den Tütenboden ab, die Seitenfalzverklebungen zog ich auseinander. Ich nahm die Klebestreifenrolle vom Filzer auf dem Fensterbrett und versuchte, das angeklebte Klebestreifenende abzulösen. Ein Fingernagel brach (Zeigefinger rechts). Ich riss den abgeknickten Teil des Nagels, der, mit dem Rest noch durch einige Lagen von Hornzellen verbunden, beim Wedeln mit der Hand hin- und herklappte, ab.

Mit dem Filzstift zog ich Linien auf das Papier, Unter-, Ober-, Mittellinien. Ich begann mit der Skizze der Inschrift auf dem Butterbrotpapier aus holzfreiem, gebleichtem, nassfestem, maschinenglattem Zellstoff; das lag auf der Arbeitsplatte aus Resopal.

Der Schwager schrieb Mails aus seinem Arbeitszimmer unten im Haus, die gingen in die nächste Großstadt zu seinem Provider, von dort über den Atlantik zu meinem Provider, von dort zurück über den Atlantik zu seinem Provider in der nächsten Großstadt und zurück ins Haus und hoch in das Zimmer, das Zimmer von Yannick (dem Kleinen), in dem ich am Rechner saß oder Donuts aß oder schlief. Der Schwager verschlüsselte die Mails mit ROT13. Er hielt seine Frau für etwas einfältig.

Manchmal redeten | schrieben wir aneinander vorbei.

»War das falsch? Sollte ein Witz sein.« Er.

»Ach so, ein Witz. Haha.« Ich.

»Du, wir können es auch lassen.« Er.

Deine blauen Augen, deine schönen dunklen Augen, deine schönen braunen Augen, deine wunderschönen strahlend blauen Augen, deine himmelblauen, schwarzen, grüngoldnen, roten Augen. Deine wundervollen, klugen, warmen, blitzenden, klaren, traurigen, feuchten, treuen, barmherzigen, verklebten, verlorenen, leuchtenden, sündhaften Augen.

Deine helfenden Hände, deine weichen, deine kalten, deine warmen Hände. Deine tastenden, zarten, schmutzigen, bewichsten Hände. Deine beiden frommen erhobenen durchbohrten Hände.

Deine verzweifelt ausgestreckten Hände. Deine schützenden Hände. Deine knotigen Hände.

Deine unejalen Hände. Deine ölverschmierten Hände. Deine überkreuz verschränkten, mühsam gepflegten Hände. Deine mütterlichen, väterlichen, abgeschlagenen Hände. Deine nur eingebildeten Hände.

In London starben Leute (52) bei Bombenanschlägen (vier; U-Bahn drei, Bus einer), Armstrong gewann noch einmal die Tour und beendete seine Karriere, große Konzerte gegen die Armut fanden statt und ein Elektriker, den die Polizei für einen Attentäter gehalten hatte, wurde in London auf dem Weg zur Arbeit erschossen.

Der sechste Band von Harry Potter erschien, Peter Lustig ging in Rente und die Online-Redakteure schrieben und kopierten und schnitten aus und fügten ein. Die Gehirne der Leser zermahlten Informationen und

Meme, und die Bergleute gruben nach den Metalladern in ihrer unterirdischen Werkstatt.

So verging im Erzählen die Zeit. Die Zeit vom Anfang bis zum Ende dessen, was einer erzählte, und die Zeit vom Anfang bis zum Ende des Erzählens. Das Erzählen wiederholte das Erzählte. Die Erinnerung nach vorn. Angriff beste Verteidigung usw. So verging die Zeit.

Wenn keiner was erzählte, stand die Zeit einfach still wie die Bauchdecke zwischen Ausatmen und Luftholen. Ich suchte nach dem Ende. Als ich es gefunden hatte, wurde ich müde.

19

Die Terrasse war ganz mit Gestein aus der Gegend belegt: Sandstein und Muschelkalk, Travertin, an den Stufen hinunter zum Rasen auch Schiefer.

Der Sand- und der Kalkstein hatten die Plastikstopfen unter den Stahlrohrbeinen der Stühle (Sitzfläche und Lehne: Drahtgeflecht, kunststoffummantelt) abgewetzt|weggewetzt; jetzt lagen die scharfen Enden der Rohre blank und zerschabten|annullierten die Namen und Ziffern im Sand und im Kalk|machten sie ungeschehen. Am Rand der Terrasse war ein Kissenstein (Fruchtschiefer) eingefügt, den der Vater noch gemacht, aber nicht mehr verkauft hatte. Die Hinterbliebenen hatten auf Nachbesserung gedrungen, der Vater hatte sich geweigert. Name, ein Stern, vier Ziffern. Noch ein Stern, noch vier Ziffern.

Drei Biertische standen nebeneinander|parallel| schnitten sich im Unendlichen; sechs Bänke. Blaue Tischdecken (Seidenpapier, eins, zwei, drei, vier Lagen), darauf Kerzenhalter aus Glas, gelbe Kerzen, drei auf jedem Tisch. Eine am oberen Ende, eine in der Mitte, eine am unteren Ende. Zwischen den Kerzen lagen Sonnenblumen mit bastumwickelten Stängeln.

Auf jedem Tisch ein Kuchenrondell. In der Mitte jedes Kuchenrondells stießen in spitzen Winkeln Apfel (gedeckt), Schwarzwälder Kirsch, Käse-, Karotten- und Zucchinikuchen aufeinander, je zweiundsiebzig Grad. Drei Rondelle mit je fünf Einfünftelkreisen, das hieß: Vierzig Prozent des Kuchens standen noch in der Küche.

Die Schwester hatte sich etwas ausgedacht: Wer schon vierzig war, für den galt Dresscode schwarz-weiß. Jünger: bunt.

An den Biertischen saßen schwarz-weiß oder bunt gekleidete Frauen, die mit der Schwester zur Schule gegangen waren. Und Frauen, die Kinder hatten, die mit Yannick (dem Kleinen) zur Schule gingen. Und Frauen, die sowohl mit der Schwester zur Schule gegangen waren als auch Kinder hatten, die mit Yannick (dem Kleinen) zur Schule gingen.

Ein paar Männer waren auch da; das waren die Männer der Frauen und | oder die Männer der Mütter der Kinder. Kinder rannten durch den Garten und wurden von ihren Müttern ermahnt.

Zwei Spätgebärende | Spätgeborenhabende trugen ausgebeulte Tragetücher unter dem Kinn.

Eine Frau sagte: »Wie die Pinguine.«

Ein Mann: »Wie Papageien.«

Der Schwager (Pinguin) steckte Windschutzbleche (Stahlblech) an einen Grill. Er kippte Holzkohle in die Grillwanne (feueraluminiert) und zündete einen weißen Würfel an (Paraffin). Er fächerte | drückte mit einem Kehrblech Luft in die Kohle, Rauch flatterte heraus.

Der Schwager sagte: »Jetzt buchstabier mal, Ntschotschi.« Er zwinkerte.

Ich: »Ntschotschi?«

»Wegen den Rauchzeichen, oder.«

»Rauchzeichen?«

»Vom Grill her. Die ich gerade gemacht hab!«

Er hängte den Rost in die Windschutzblechkerben. Er sagte: »Ich muss noch mal an den Rechner.«

Mutter saß zwischen zwei grauen Gummireifen (Slicks) am Tisch. Die Schwester (»noch Papagei!«) drückte mit einem grellgrünen Plastiklöffel etwas vom Käsekuchen ab, hielt der Mutter den Löffel hin. Mutter öffnete den Mundwinkel, der Löffel glitt hinein. Die Schwester zog den Löffel heraus, der war jetzt verschmiert. Sie drückte wieder einen Bissen vom Kuchen. Die Mutter malmte.

Yannick (der Kleine) fragte seine Großmutter: »Schmeckt gut, gell?«

Die Schwester sagte, sie, die Großmutter, könne ihn nicht verstehen.

Er: »Aber sie guckt doch her.«

Die Schwester sagte, sie, die Großmutter, könne den Sinn nicht verstehen.

Die Mutter warf den Kopf nach hinten, schnappte nach Luft. Kopf des Brustschwimmers, bevor er die Arme nach vorn schiebt. Sie formulierte: »Gell.« Oder »rell« oder »bell« oder »hell«.

Eine Frau, deren Sohn mit Yannick zur Schule ging, sagte, dass es auf dem Gymnasium viel weniger Probleme geben werde mit Ausländern, oder sie sagte: mit Türken, oder sie sagte: mit türkisch-stämmigen Kindern, oder sie sagte: mit Kindern mit einem nicht-deutschen Hintergrund, und das hoffe sie auch.

Eine andere (Volljuristin, Nurhausfrau, Pinguin), deren Sohn mit Yannick zur Schule ging, fragte, wie das denn in Amerika klappe, die Eingliederung der ganzen Ausländer, das stelle sie sich ganz schön schwierig vor.

Ich sagte: »Es gibt nicht so viele Ausländer.«

Die Volljuristin kicherte, die andern Frauen runzelten die Stirnen.

Eine Frau, die mit der Schwester zur Schule gegangen war, sagte, dass Kochflächen aus Glaskeramik sehr einfach zu reinigen seien, mit einem feuchten Tuch oder einem Papier von der Küchenrolle. Auf keinen Fall Backofenspray oder so etwas oder Fleckentferner.

Eine sagte, der amerikanische Präsident sei ja bald wie Hitler. Yannick (der Kleine) sagte, der Präsident sei schlimmer als Hitler, denn Hitler habe immerhin das Rote Kreuz zu den Gefangenen gelassen (Papagei). Mutter schaute aus dem Rollstuhl auf und in die Ferne, als denke sie über das, was ihr Enkelsohn gesagt hatte, nach. Die Frauen nickten, ein Mann sagte: »Das ist gut!« Die Volljuristin hatte wieder ihr Nurhausfraugesicht aufgesetzt. Sie sagte, dass die Schwester sich doch äußerst gut gehalten habe und dass sie, wenn sie es nicht besser wüsste, sie um mindestens zehn Jahre jünger schätzen würde.

Ein Junge nahm seinem Vater den Fotoapparat aus der Hand. Er ging ein paar Schritte rückwärts und setzte an, seine Eltern zu fotografieren. Ich sah das rote Lämpchen. Der Vater rief eine Weisung. Der Junge senkte die Kamera wieder und schaute hinüber zum Vater. Der

Terrassenboden flackerte im Vorblitz, dann gleißte er im Blitzlicht auf, eine zweihundertfünfzigstel Sekunde lang. Der Junge ging herum und zeigte jedem das Bild auf dem kleinen Display. In großen Großbuchstaben: »Hofer«; kleiner darunter: »Alois und Maria«.

Auf einen Kuchenteller mit Resten (Schlagsahneschlieren, ein Randstück Karottenkuchen) streifte ich von den anderen Tellern die Reste und schob Teller um Teller unter den Resteteller.

Ein Kind, das neben seiner Mutter saß, kippte den Kopf zur Seite, schloss die Augen und legte die Hände gefaltet ans Ohr. Die Mutter strich dem Kind übers Haar.

Die Mutter: »Zum Sandmännchen sind wir wieder daheim.«

Das Kind: »Wann ist das?«

Ich trug den Tellerturm zur Terrassentür. 1851 plus 1935.

Rekonstruktion. Der Sandmann bog mir die Pünktlichkeit bei. Wenn man den Sandmann verpasste, passierten schlimme Dinge. Das ganze Leben konnte sich verändern, wenn man ihn verpasste, oder sogar aufhören. Liebe Kinder, gebt fein Acht.

Plötzlich hieß es, er sei sehr krank. Krank wie die Amsel, die so lange gegen das große Fenster der Grundschulaula flog, bis der Schädel zertrümmert war.

Er war so krank, dass wir die Werkstatt aufräumten. Ich wickelte die Eisen in rosafarbenes Ölpapier und reichte sie der Schwester. Die legte das Geschirr in die Kiste.

Ein kleiner Laster bog in die Einfahrt und hielt vor der Werkstatt. Heraus stieg ein fremder Mann in blauer Latzhose, kalkweiße Flecken, mit einem gelben Zollstock am Bein.

Im Wohnzimmer legte der Kranke rohe Fichtenstämme auf den Teppich. Er legte den Zeigefinger auf die Lippen, senkrecht auf waagrecht.

Der Latzhosenmann trug die Arbeitsböcke aus der Werkstatt und stemmte sie auf die Ladefläche. Den Hebebock | die Geiß. Die Steinbohrmaschine. Den großen Trennschleifer. Der kleine blieb hier. Den elektrischen Meißelhammer. Er gab Mutter ein paar Geldscheine.

»Was guckst du so?« Mutter.

Das war mein Reisegeld. Mein Reisegeld, das zu Biergeld geworden war und das ich jetzt, wo es plötzlich in Form von Werkzeuggeld wieder auftauchte, hätte zurückfordern und zurückbekommen können, um es wieder zu Reisegeld zu machen. Zurückfordern und zurückbekommen müssen.

»Wir brauchen die Sachen doch nicht mehr.« Mutter.

Abend will es wieder werden. Ich hatte den Sandmann vergessen.

Ich drückte die Klinke (Aluminium, matt). Der Riegel schlug gegen das Schließblech, ich prallte mit der Schulter gegen das Türblatt (Lack: reinweiß, vermutlich RAL 9010).

Ich rief nach ihm.

Auch die andere Tür zum Wohnzimmer war verschlossen. Wahrscheinlich (ca. 95 %) hatte er sich hingelegt, um den Rausch auszuschlafen.

Mutter spannte einen Nagel in den Schraubstock, schlug ihn mit dem Schlägel krumm. Sie hakelte die Tür auf. Auf dem Wohnzimmerteppich standen drei rohe Fichtenstämme aneinander | ineinander gelehnt, zum Dreibock gebunden. Die Stangenenden | Schnittflächenkanten oben, über dem Bindekreuz, drückten in den Zimmerdeckenputz. Der Couchtisch war zur Seite geschoben. Ein Stuhl, der eigentlich ins Esszimmer gehörte, war umgestürzt und lag ruhig auf der Seite.

Im Dreibock hing etwas, das trug sein Hemd und seine Hose (Wahrscheinlichkeit: ca. 5 %).

Slash Rekonstruktion.

Das waren seine letzten senkrechten Sekunden.

Rekonstruktion. Am Fuß eines Stammes war der Teppich zerrissen. Teppichwellen liefen gegen das Holz. Auf der Windschattenseite: zerkratztes Parkett (Eichenstäbe, Würfelmuster).

Die Mutter schob mich weg. »Geht nach oben.«

Und der Mond am Himmel droben hält derweil schon Wacht.

Slash Rekonstruktion.

Seit dem Tag war ich immer pünktlich. Später, im Beruf, war das von Vorteil.

Rekonstruktion. Die Mutter nähte den Riss im Teppich mit vierundzwanzig Stichen. Die Naht vernarbte. Die Narbe verblasste, der Teppich verblasste. Der Teppich war: Edelvelours (Polypropylen), dunkelrot. Umlaufende Bordüre, beige und braun. Ich sah Giraffen in den Mustern, erst recht nach diesem Abend. Die langen Hälse der Bordüren-Giraffen. Ich schob den Puppenwagen über die Giraffenhälse, ganz außen am Rand entlang. Der Sandmann streute Kindern Sand in die Augen, bis die Augen bluteten. Die Gefahr, mit dem Puppenwagen von der Kettelung abzustürzen.

Slash Rekonstruktion.

Damals: Edelvelours (Polypropylen), dunkelrot. Heute: Wolle, pastinakengelb. Darauf, asymmetrisch verteilt, weinrote Quadrate mit abstrakten Mustern darin, Kringel, Wellen, Geraden.

Die Schwester, auf dem Weg zur Terrasse, ging unter dem Dreibock hindurch. Sie sagte, ich solle die Teller einfach auf die Spülmaschine stellen.

In der Küche hantierten Frauen. Eine kratzte Töpfe sauber, zwei schnitten vornübergebeugt Paprika in Streifen und Tomaten in Achtel. Die Paprikaschneiderin, Rücken zur Tür, sagte: »Die ist aber schon so richtig amerikanisch dick.«

Die Tomatenachtlerin schaute auf und schaute mir ins Gesicht.

Auf der Arbeitsplatte standen fünf mal zwei Fünftel gleich zwei ganze Kuchen. Taking decisions, your task. Ich hob je ein Stück Apfel, Schwarzwälder, Käse, Karotten und Zucchini auf einen Servierteller.

20

Wir essen, weil wir Hunger haben. Wir essen, weil es uns schmeckt. Wir essen, weil wir unseren Körper mit lebenswichtigen Nährstoffen versorgen müssen, um gesund und leistungsfähig zu bleiben. Wir essen, weil wir wachsen. Wir essen, weil wir müde, gelangweilt, einsam, ängstlich, deprimiert oder gestresst sind, sagt Robert Thayer, Psychologieprofessor an der California State. Wir essen, weil Essen da ist.

Wir essen, weil ein Heilpraktiker uns den gesundheitlichen Schaden von Semmelnessen verdeutlichte, anstelle unseres Bedürfnisses von 5 Semmeln nur 3 Semmeln. Wir essen, weil wir sonst verhungern würden.

Ich tupfte die Schokoladenstreusel vom Teller und drückte Ctrl + M. War da draußen noch jemand? Wieder eine Mail vom Schwager, verschlüsselt mit ROT13.

Unten saßen sie auf der gescheckten Terrasse, auf Lettern und Ziffern, die glänzten golden oder waren in den Stein gekerbt oder aus dem Stein herausgehoben oder dunkelgrau gefasst. Ich addierte, was ich erkennen konnte: 38395. Ich hob vom Teppich Yannicks Diodenpistole (980 Gramm) und verschanzte mich unter dem Fenstersims (Granit). Die Weiber wieherten, die Männer dazwischen lächelten mit.

Der offene Mund einer Mutter verschwand hinter dem Korn. Ich drückte ab. Nichts passierte. Die Wirklichkeit war keine Braunsche Röhre. This is HD-TV. It's got a better resolution than real life. Das hatte eine bessere Auflösung als das richtige Leben. Eine bessere Lösung als das richtige Leben.

Im Flur rief die Schwester meinen Namen, dann stand sie im Zimmer. Ich klickte, Alt + F4, die Mail vom Schwager weg. Jemand müsse die Mutter zurückbringen. Die fühle sich nicht wohl, wohl sei das auch zu viel für sie, der ganze Trubel. Kopfschmerzen, oder was sie habe.

Auf einem Serviertisch standen Glasschüsseln (Blütenform, fünf Liter): Kartoffelsalat, Feldsalat. Stangenbrot war schräg geschnitten, in schwagerdaumendicke Scheiben.

Die Männer der Frauen hatten sich Bier eingeschenkt, hatten die Braunglasflaschen in Halblitergläser hineingeleert. Eine Frau trank einen kleinen Schluck und stellte das Glas wieder vor ihren Mann.

Der Schwager kam aus dem Haus heraus mit einer Plastikschachtel. Er nahm Fleischfetzen heraus und Würste. Holzkohle prasselte in die Grillwanne.

Ich schob den Rollstuhl zum Auto. 1861 plus 1937, 3798. Der Schwager half mir, die alte Frau auf den Beifahrersitz zu heben.

Er reichte mir die Schlüssel.

»Soll ich nicht lieber mitkommen?«

»Du kümmer dich um deine Würstchen.«

Der Futtermais war überreif. Wie Lärmschutzwände standen meterhoch die dichten Halme links und rechts der Straße. Vor uns ein Traktoranhänger, 25 km/h.

Ich sagte: »Mutter.«

Sie drehte den Kopf zu mir. Sie legte ihre Hand auf meine Hand auf dem Schaltknüppelknauf. Ich zog meine Hand unter ihrer Hand weg. Ihre Hand lag auf dem Schaltknüppelknauf.

»Warum hat er das gemacht, eigentlich?« Ich.

Sie bog den Kopf nach hinten, sagte zum Dachhimmel (Polyurethanschaum): »Gleis …«

Verstand sie mich? Oder war sie abgetaucht in ihre Vergangenheit, in ihr Langzeitgedächtnis, das ihrer kranken Eigenzeit weismachte, es sei die Gegenwart? »Gleis.« Sie redete von der Fabrik, von der Modelleisenbahn. Sie dachte an die Tenderlok und an das Krokodil. Sie sprach zu mir im Glauben, ich sei eine Kollegin, die neben ihr saß und Lämpchen auf Modellbahnwaggonchassis schraubte. Das war nicht irgendein Winkel der Erinnerung, das waren acht und mehr Stunden an jedem Tag, an zweihundert und mehr Tagen in jedem Jahr, in fünfzig Jahren in jedem, das hieß: in einem Leben.

Das waren mehr als zehn Jahre, rund um die Uhr herum, ohne Schlaf und ohne Traum. Ihr Langzeitgedächtnis hatte nicht sehr viel Auswahl.

»Gleis.«

Oder »heiß« oder »weiß«.

»Du weißt es nicht?«

Sie sagte, und jetzt konnte ich jede Silbe erraten: »Ich. Kann. Es. Nicht. Sagen.«

Weiß ich nicht, das sagte die Demente. Kann ich nicht sagen, sagte die mit dem Schlaganfall | die Aphasikerin | Dysarthrophonikerin. Es gab viele Begriffe für die Begriffslosen.

Ich faltete den Rollstuhl auseinander. Ein Pfleger half, die Mutter aus dem Beifahrersitz zu heben. Die grauen Rollstuhlreifen gaben die Richtung vor. Ich schob den Stuhl in Schlangenlinien | Sinuskurven gangabwärts. Mutter lachte müde. Ich folgte ja doch ihren Spuren.

Im Aufenthaltsraum spielten zwei geschrumpfte Frauen Mensch-ärgere-Dich-nicht. Tische und Stühle waren aus hellem Holz (Kiefer), an den Wänden Schiebetüren, die knallten in klaren Folienfarben, in primären unten, Cyan, Magenta, Gelb, in sekundären oben, Blau, Rot, Grün.

Ein Möbelhausprospektbild. Ein Kindertagesstättenausstatterprospektbild mit zitternden, sabbernden Alten, mit starren Faltengesichtern, mit Schnabeltassen.

Ich, zur Pflegerin | Erzieherin: »Sie hat gesagt, ihr sei nicht gut.«

Die Pflegerin: »Wir kümmern uns.«

Sie blieb stehen zwischen Mutterrollstuhl, noch mit Mutter darin, und Mutterbett, noch ohne Mutter darin. Blick aus dem Flugzeugfenster. Unter mir die Mutterstirn. Dünen, Gräben, gläserne Iglus. SORRY, NO REAL-TIME INFORMATION AVAILABLE FOR YOUR REQUESTED FLIGHT.

21

Der Schwager spannte Lichterketten mit geschätzten jeweils sechzig bunt funzelnden Lämpchen (zu je etwa | ungefähr 0,7 Watt) quer durch die Luft über den Biertischen. Am Ende jeder Leitung installierte er eine Spannvorrichtung aus Umlenkrollen und Zuggewichten (aufgefädelte Sechskantmuttern, 32 mm).

Eine Lichterkette hängte der Schwager einfach an einen Nagel neben der Terrassentür. Sie trug Fruchtleuchten (Erdbeer, Melonenkeil, Traube, Apfel, Himbeer).

Eine Frau (Papagei) rief: »Hey, Partyketten!«

Der Schwager: »Nur wo es gemütlich aussieht, verbringen die Gäste gerne den Abend. Schon mit wenig Geld lässt sich ein hübsches Ambiente zaubern.«

Die Frau: »Du nun wieder!«

Auf dem Grund der einen Blütenschüssel versank ein Kartoffelsalatrest. Weiße Brocken stießen durch den Fleischbrühspiegel. Auf der Brühe schwammen Fettäuglein und Zwiebelringabschnittchen. In der Schüssel daneben: Feldsalatblättchen, zusammengefallen in balsamessigbraunem Dressing.

»Die Steaks müssten jetzt fertig sein.«

»Ich kann nicht mehr.«

»Wo ist denn die Kirsten?« Oder: Kerstin, Kristin, Gabi.

»Heim. Der Kleine muss ja ins Bett.«

»Ein Reihenendhaus ist ja in dem Sinne kein Reihenhaus. Sondern also eher praktisch so was wie eine Doppelhaushälfte.«

Die Tomatenachtlerin von vorhin (Küche) brachte eine Schüssel (frischer Kartoffelsalat) und noch eine Schüssel (Feldsalat).

»Ich kann nicht mehr.«

»Die Wurst noch.«

Der Mann der Volljuristin | Nurhausfrau schlug einen Massivhausprospekt auf und faltete einen Massivhausgrundriss auseinander, auf dem die Zimmer unterschiedlich eingefärbt waren. Die schnurgeraden Grenzen der Frontierstaaten. Utah, Colorado, New Mexico und Arizona mit massiven Ziegelwänden.

»Bringst mir auch eins mit?«

»Ist nicht richtig kalt.«

»Egal!«

Wohnfläche qm 104. Küche, Diele, Bad, WC, Wohnen, Eltern, Kind römisch eins, Kind römisch zwei.

»Ohne Keller?«

»In der neuen Siedlung.«

»Wo willst denn da bauen?«

»In der ganz neuen Siedlung. Dem Allgaier seine Felder hinter der Siedlung. Das soll ja Bauland werden bald.«

Ein Campingtischchen. Dahinter: eine Frau, die mit der Schwester zur Schule gegangen war. Sie sei seit Kurzem geschieden, hatte sie vor ein paar Stunden erzählt. Sie weine ihrem Ex-Mann keine Träne hinterher. »Der Bock!« Heute Abend mixte sie Cocktails.

Auf dem Tischchen: eine Flasche brauner Schnaps, ein Chromkörbchen voller Limetten, eine Eismühle (Edelstahl, gebürstet), eine Tüte Zucker.

»Weißer Rohrzucker? Wo hast denn den her?«

Ich zählte die Lämpchen an den straff gespannten Kabeln. Ich hatte falsch geschätzt. Fünfundfünfzig. Keine sechzig. Oder? Ich zählte sie noch einmal. Siebenundfünfzig.

Die Frau (Subjekt) hinter dem Campingtischchen (lokales präpositionales Attribut d. Subjekts) zerstampfte (Prädikat) die Limetten (Akkusativobjekt) mit einem Holzklöppel (instrumentale adverbiale Bestimmung d. Prädikats) im Glas (lokale adverbiale Bestimmung d. Prädikats).

Ich zählte jede Lämpchenfarbe einzeln. Rote: neunzehn rote. Grüne: neunzehn grüne. Gelbe: neunzehn gelbe.

Die Subjektfrau hinter dem Campingtischchen drehte sich um und bückte sich nach einer neuen Flasche. Zwischen Hosenbund und Pullisaum war eine Handbreit Haut zu sehen. Helle Striche (senkrecht), durchgestrichen (waagrecht) wie bei der Strichzählung die Fünf. Eins, zwei, drei, vier, quer. Eine alte Tatauierung, weggefräst | ungültig gemacht.

»Um Gottes willen, nein, das trink ich nicht, da sind doch Terpene drin!«

»Es ist eh gleich zwölf!«

Zwei Edelstahltabletts mit Sektgläsern.

»Nehmt euch, schnell!«

»Drei! Zwei! Eins! – For she's a – to you, happy birthday – jolly good fellow!«

Unten im Rasen steckten Weißblechwinkel mit Windlichtern.

Die kleine Jolly-good-fellow-Fraktion wusste nicht, wie es nach »fellow« weiterging. Manche wiederholten einfach die erste Zeile. Nach der zweiten Wiederholung war nur noch eine einzelne helle Stimme zu hören: »for she's a jolly good fe-hel-low«, piekste es aus dem allgemeinen Happy-Birthday-Gegrummel heraus. Dann schwenkte auch diese Stimme zu Happy Birthday. Which nobody can deny.

Die Schwester (Papagei) ging ins Haus und kam als Pinguin wieder heraus. Bald darauf ging sie zu Bett. Es sei ein langer Tag gewesen. Sie sei auch ein bisschen beschwipst. Die anderen sollten doch bitte noch bleiben.

Dann war nur der Mann von einer der Frauen noch da. Seine Frau war längst nach Hause gegangen. Kirsten? Kerstin? Kristin? Gabi? Er war betrunken genug, mich anzustarren. Die Heizpilze (Edelstahl, gebürstet) zischten leise. Glühende Lochblechzylinder leuchteten hinüber auf abwaschbare Sitzkissen auf Drahtgeflechtstühlen und herunter auf das Gesicht des Mannes der gegangenen Frau. Er sagte: »Meine Oma ist aus Schlesien. Die hat immer gesagt, in Schlesien hat man immer gesagt, wenn einer Geburtstag hat, dann muss man den gut verprügeln, dass das Fleisch im Grab besser fault.«

Seine Lider senkten sich wie altersschwache Holzrollläden. Er sagte, schwere Zunge: »Ich bin ein alter Pinguin, aber du, du bist noch jung. Wo gibt's denn das, dass ein Pinguin mit einem. Mit einem.«

Ich: »Papagei.«

»Dass ein Pinguin mit einem Papagei. Wo gibt's denn das.«

Hinter mir der Schwager: »Jürgen, es wird Zeit!«

Vom Schwager eine Mail: »Bist du noch wach?«

»Nein, ich schlafe schon.«

Er legte sich zwischen mich und die Wand. Er versuchte, sein Schnaufen zu dämpfen und seinen Atem ruhig und gleichmäßig klingen zu lassen. Im Zwielicht seine Kleider auf dem Stuhl: Silhouette eines kauernden Zwergs. Der Tod saß in diesem Haus überall, dachte ich. Der ging hier ein und aus. Der war ein richtiger Pendler, und hier, in diesem Haus, da war sein Ruhepunkt. Und dass man diese Anthropomorphisiererei doch besser bleiben ließ, diese Trostlüge. Allein aus Illusionsprophylaxe. Mit Abstrakta konnte man nicht reden, die saßen nicht herum, die konnte man nicht überzeugen, was andres zu tun. Dieser Todgnom da auf seinem Stuhl, den konnte man nicht therapieren. Der hatte keine Krankheitseinsicht. Ich fasste hinter mich, da ragte der kleine Schwager | der Schwanz des Schwagers. Anthropomorphisiererei.

Ich griff nach dem hydraulischen Ausleger | das Übel an der Wurzel, drückte meinen Po nach hinten. Der Schwager erstarrte. Seufzte.

Ich drehte mich um. Er küsste mit Vorsicht meine Schläfe, rutschte ab zum Nasenbein. In seinem Atem war ein Geruch, der kam direkt aus der Lunge. Dort, im Schwager, diffundierte Ethanolgas aus dem Blut in die Alveolen. Caipirinha.

Er tippte mit der Zunge gegen meine Lippen, geriet in einen Loop, drehte mit der Zungenspitze Achten und malte Unendlichkeiten auf meinen Mund.

Das Fleisch kneten und das Fett, in der Masse versinken im Dunkeln, das mochten sie. Doch wenn es hell war, drehten sie den Blick weg von den Bauchringen und Bauchfalten, weg von den Arschtaschen und den Orangenhauthüften.

Ich strich mit einer Hand zwischen seinen Schenkeln entlang. Er drückte seine Zunge zwischen meine Zähne.

Ich: »Bin gleich wieder da!« Geflüstert.

Im Badezimmer kippte ich die Waschtasche (Nylon) auf den Teppich | Waschbeckenvorleger. Kippte ich meinen Kulturbeutel | meinen Plastiksack für Zahnhygiene, Reinlichkeit und Vögelkultur auf den hohen (den tiefen?) Polyacryl-Flor. Auf den dichten Faserspitzen schwebten Fläschchen und Tübchen. Das verfickte Diaphragma war weg. Ich sah nur das Verhütungsgel (Milchsäure) und den Applikator. Voraussetzung für einen guten Sitz: eine ausgeprägte Nische hinter dem Venusknochen am Vaginaleingang.

Der Schwager schob ein Handtuch unter meinen Hintern. Wo hatte er das plötzlich her? Er schob es von der einen Seite, zog es von der anderen.

Ich fragte mich, was ich da eigentlich tat. Wenn man sich beim Ficken | Vögeln | beim Sex oder sogar genau in der Sekunde der Penetration (auch: die Prüfung der Viskosität von Schmierfetten) fragte, was man da eigentlich tat, dann war es auch schon zu spät. Dann war alles verloren | Hopfen und Malz. Dann war alles weg. Plopp, Phantasmaverpuffung. Von hundert auf null in nullkommanull.

Ich stand neben mir, lag neben mir und schaute mir zu. Das könntest du auch einfach lassen, sagte ich zu mir. Doch wenn es danach ging, dass ich etwas auch einfach lassen konnte, weil ich neben mir stand, wenn es danach ging, konnte ich gleich alles lassen. Was hieß alles? Alles. Alles hieß alles.

Rekonstruktion. Keine.
Slash Rekonstruktion.

Der Schwager zog und drückte und stieß und rührte. Er hatte die Augen geschlossen, deine wunderschönen, strahlend blauen, braunen, grünen, roten Augen, ich sah das Gesicht im Schein des Viertel- oder Halbmonds. Die Bartstoppeln waren dunkler als am Tag. Zum ersten Mal sah ich den Schwager ernst, sah seinen Mund ohne Grinsen. Ohne Ironie oder Spott. Die Lider zitterten im blauen | blassen | fahlen Restlichthimmellicht. Bei Nacht sind alle Stoppeln schwarz.

Er stieß und rührte, atmete zu laut. Deine weichen, warmen, verzweifelt ausgestreckten Hände. Er hatte vergessen, wo er war, er stieß schneller. Er stieß, er hustete:

»Obacht!« Es krachte, der Schwager kippte nach vorn und biss in das Kopfkissen seines Sohnes. Yannick (der Kleine).

Mein Kopf lag tiefer als der Leib. Das Blut floss langsam aus den Beinen ins Gehirn. Der Bettrahmen war auf den Boden (Eichenstäbe, Würfelmuster) geknallt. Am Kopfende waren die Bettbeine weggebrochen.

Wir lagen nebeneinander, schauten zur Decke und horchten.

Ich: »Was summt denn da so?«

Der Schwager: »Die Spülmaschine. Ich hab sie vorhin noch eingeschalten.«

Am Fußende Holzdübelknarren. Dann knallte der Bettrahmen unten, am Fußende, auch nach unten.

Spülmaschinensummen.

Das Blut floss aus dem Hirn zurück in den Leib.

Der Schwager: »Bleibst du hier?«

»Nein.«

Pause.

Ich: »Kommst du mit nach Amerika?«

»Nein.«

Er fiel in eine helle Hechelatmung. Er kicherte oder weinte. Draußen fuhr ein Lkw vorbei. Ein Pkw. Scheinwerfer suchten die Zimmerdecke ab.

Ich erwachte von einem Klopfen. Die Türschlossfeder wurde gespannt. Sie knackte.

Boden: Schurwollteppich, safrangelb. Eine Tube Milchsäure (Aluminium, 3,8 Unzen gleich circa 107,73 Gramm). Sie war nur an den Flanken etwas eingedrückt | tailliert. In den Falz waren Ziffern gestanzt. Produktionscode und Verfallsdatum. Die konnte ich jetzt nicht erkennen. Ein Applikator (Polyethylen). Wo war bloß das verfickte oder eben unverfickte Diaphragma?

Lucas (der Große) stand im Zimmer, Yannick (der Kleine) stand in der Tür und weinte meinen Namen. Hinter Yannick (dem Kleinen, der in der Tür weinte) die Schwester. Gesicht: Waschbeton. Ich schob unter der Decke die Hand Richtung Wand. Ich tastete dahin, wo der Schwager lag.

Neben der Schwester Frau Gomolka mit Putzeimer (zwanzig Liter) und Nassmopp. Schwester und Frau Gomolka Schulter an Schulter. Die Schultern teilten sich, der Schwager stieg hindurch, schob Yannick (den Kleinen) vor sich her, durch die Tür ins Zimmer.

Ich ahnte die Wahrheit schon. Davon konnte man müde werden. Ich setzte mich auf.

Der Schwager sagte: »Eure Mutter ist gestorben heute Nacht.« Yannick weinte lauter. Frau Gomolka zu Yannick: »Jetzt sei still.«

Ich war ganz bei mir. Hier in der Gegenwart und beim Vergangenen zugleich und ohne Angst vor der Zukunft. Alles war eisklar und kongruent. Was hieß alles? Alles. Alles hieß alles.

Ich stach mit einem Zeigefinger in das Zimmer vor mir, mit dem andern Zeigefinger stach ich hinter mich. Der Rumpf verdrehte sich. Der Blick drehte sich mit, in die Dachschräge hinein.

Die Wiederholung (Arm I) und die Erinnerung (Arm II) wiesen weg vom fetten Leib. Das Fett, das bleibt, das hatte Wagner III gesagt.

Die Zukunft war nicht ungewiss. Woran ich mich erinnerte, das wiederholte ich vom zum Beispiel linken Ellenbogen bis zum linken Handgelenk. Doch was sich wiederholte, das war ein Erinnern nach vorn, von der rechten Schulter bis zur Zeigefingerspitze. Zwischen Erinnerung und Wiederholung saß mein fetter Leib jetzt auf der Bettkante, und ich mittendrin im fetten Leib. Mein Fett bei mir. Das Fett, das bleibt, das hatte Wagner III gesagt.

Die Bettkante lag tiefer als sonst. Ich saß tiefer als sonst. Yannick (der Kleine) weinte noch immer. Er zog mit kurzen Schluchzern Luft in die Lungen. Ich hörte ihn quietschen und dachte: demnächst Hyperventilationstetanie.

Frau Gomolka: »Hör auf jetzt, oder ich hau dir eine rein!«

Dass die Mutter am Geburtstag der Schwester gestorben war und nicht an meinem, das nahm ich ihr übel. Das nahm ich der Mutter übel, und der Schwester nahm ich es auch übel.

Neben dem Schrank (Yannicks), auf der Erde (Eiche), der aufgeklappte Hartschalenkoffer. Im Deckel ein gespanntes Netz. Hinter dem Netz die dunkle Bluse.

Unterm Fensterbrett baumelte ein USB-Stecker an einem Kabel, das Kabel stieg senkrecht nach oben zum Griff einer Diodenpistole. This is HD-TV. It's got a better resolution than real life. Das war Hochauflösendes Fernsehen. Das hatte eine bessere Auflösung als das richtige Leben. Eine bessere Lösung als das richtige Leben.

Ich sah die Schwester draußen im Flur und dachte: Geburtstagskind.

22

Auf dem Boden des Beckens wuchs übergroß Moos. Es hatte sich vollgesogen mit Wasser, war dick und weich und starb allmählich, braun werdend, ab.

1. Licht zu schwach.
2. Zu wenig CO_2.

Auf dem Moos da unten kippten in der Wasserbewegung schwarz verfaulte Zweige hin und her, die irgendwann einmal von der Hecke (Lebensbaum) in das Becken gefallen waren, und vermodertes | moderndes Laub hob und senkte sich. An den Beckenwänden ein Belag aus Flechten | Algen, Erde und Grasfasern.

Ich kratzte an den Wänden, der Belag löste sich vom Granit und vom Syenit, Flechtenfetzen und Grasfaserbündel schwebten vom Stein weg ins Wasser hinein, nach oben, zu mir hoch und vor der Taucherbrille vorbei. Ich drückte | stemmte Kopf und Oberkörper | das Fett nach unten, weg von der Wasserfläche. Die Schnorchelklappe klappte schnalzend dicht. Ich klebte unterm Wasserspiegel (Auftrieb). Ich konnte gerade den Bewuchs berühren auf dem Boden der Grube | dem Beckenboden. Mit der Zeigefingerspitze tastete ich unter dem Schlick nach den Vertiefungen | Nuten und rieb sie sauber.

Rekonstruktion. Eine Kugelschreiberlinie, ein Kugelschreiberliniengraben schützte die Balken und Bögen und trennte das Schwarz der Tusche vom milchigen Weiß. Er zog das Transparentpapier ab, er zog das Pauspapier (weiß) vom Stein. Ein polierter Granit. Dunkelgrau meliert, fast schwarz, darin klein und hell Kristalle aus Quarz, darauf weiß (Pauspapier) die Umrisse der Schrift. Er begann, mit Diamant und Winkel die Geraden einzukratzen.

Er sah den Fehler nicht. Als er den Winkel am Fehler ansetzte, schrie ich »Halt!« und zeigte mit dem Finger darauf.

»Was?«

»Das stimmt nicht.«

»Warum?«

Wo ein Kreuz hätte stehen müssen, war ein zweiter Stern gezeichnet.

Beim nächsten Stein bemerkte es erst die Witwe. Er konnte den Fehler mit etwas Epoxidharz korrigieren (Preisnachlass).

Slash Rekonstruktion.

Der Sedimentnebel legte sich. Das Blattgold reflektierte das Restlicht. Buchstaben, Sterne, Ziffern.

23

Der Körper besteht aus 14 Gelenken. Der Körper besteht aus Wasser und Eiweiß. Der Körper besteht aus 3 Schläuchen und 4 oval geformten Stoffbällen. Der Körper besteht aus einem Kopf mit einem Mund und Fühlern sowie einem großen Fuß, der zum Kriechen dient. Der Körper besteht aus Kopf, Bauch und Brust, sieben Pforten und den zwölf Teilen des Menschen. Der Körper besteht aus genau 2 Zahlen, der 0 und der 1.

Der Leib will … Meinten Sie: Der Liebe will?

Am Abend vor Mutters Beerdigung besuchte ich Wagner III in seiner Unterkunft | Wohnung, der Sakristei der alten Friedhofskapelle.

»Der Aufenthaltsraum für die Gemeindearbeiter. Aber ich bin ja der Einzige.«

Ich stellte eine Flasche Zwetschgenwasser auf den langen, mit dunkelgrünem Linoleum bezogenen Tisch.

Wagner III: »Belohnung oder Bestechung?«

Ich: »Belohnung?«

Wagner III: »Fürs Ausheben von deiner Mutter ihrem Grab. Hab ich heute Mittag gemacht.«

Ich: »Bestechung.«

Wagner III hob einen Becher, Aufschrift in Fraktur: »Franz Josef«, vor die Lippen: »Auch eine Tasse? Heißes

Wasser. Das ist sehr gesund. Das trinken die Chinesen. Die werden hundert Jahre alt.«

Er schloss die Augen und schlürfte. Auf einer Anrichte stand eine Elektro-Kochplatte, darauf ein Topf, aus dem Wasserdampf stieg.

Wagner III: »Und es kostet nichts. Alles, was gesund ist, kostet nichts.«

Ich: »Umsonst ist der Tod.«

Wagner III: »Und der Tod, das ist das Allergesündeste.« Er lachte. Die Falten an seinem Hals flatterten. Er lachte, dass ich Angst bekam, seine rote Knollennase könnte einfach platzen.

Wagner dehnte eine dunkelgraue Maske (Latex | Butadienstyrol) und zog sie über die Haare, Schmerz im Gesicht (das Ziepen), die Stirn, die Nase. Mund, Kinn. Ein Rhinozeroskopf. Aus dem Mundloch: »Du auch eine?«

Ich: »Ich trau mich auch ohne.«

Am Rand eines frisch asphaltierten Weges standen, auf dem Rasenstreifen, drei Betonzylinder. Aus jedem ragte ein rosteckiges Vierkantstahlrohr, oben drauf war eine Sitzbank geschraubt (Latten aus dunkelgrünem Polyethylen, durch die Sonne milchig versprödet). Die Sitzfläche in Bauchnabelhöhe. Neben der unbenutzbaren Bank stand der Minibagger, 4,5 km/h.

Die Kieferkanten des Greifers zerschnitten die Bepflanzung (Bodendecker; Kriechspindel?), kappten verholzte Stängel, knisternd, und staubgrüne Zweige. Die Schaufeln schlossen sich, dabei schoben sie den

Bewuchs (Kleinblättrige Kriechspindel, Euonymus minimus) zusammen und zogen einen breiten Streifen, akkurates Rechteck, schwarzer Muttererde frei.

Wagner III kreiste mit dem Steuerknüppel, schwenkte das Baggermaul zur Seite. Strauchfetzen und Erde fielen heraus.

Der Greifer schmierte am Lehm entlang und warf den Aushub an den Rand der Grube, dort wuchs ein ockergelber Hügel. Der Hügel wurde höher, der Aushub fester. Mehr Ton, weniger Sand. Ein großer Brocken Lehm | Ton rutschte vom Hügel herunter, glitt auf einem Schleier von Lehmkrümeln grabwärts, drehte sich über die Grubenkante hinweg und fiel in die Tiefe. Schlammwasser spritzte hoch, auf meine Schuhe. Grubentiefe: etwa | ungefähr | ca. anderthalb Meter.

Die Sonne war hinter einer Buchsbaumhecke (Buxus sempervirens) verschwunden. Ziemlich bald würde es hier ziemlich dunkel sein. Der Baggermotor tuckerte aus. Wagner kletterte vom Schalensitz herunter und ging einfach weg.

»Du kannst doch nicht einfach weggehen!«

»Ich geh nicht weg.«

Er verschwand in der Dämmerung. Hinter der Buchsbaumhecke lag der Sportplatz im Dunkeln. Das Vereinsheim hatte schon geschlossen.

Ein Surren kündigte Wagners Rückkehr an. Auf dem Elektroschlepper lag eine Leiter (Aluminium). Wagner III zog aus dem Innern seiner Anzugjacke ein Mobiltelefon.

»Wagner drei. Abend, Schorsch. Du, ich bräuchte ein Licht.«

Er schaute herüber. Im Mundloch des Nashorns ein Gedankenstrich. »Bis um zwei. Oder drei.« Er nickte und grinste. Im Mundloch ein U oder eher ein V. »Super. Danke, ade. Gut Nacht.«

Über uns ein Knall. Sechs mal vier Punkte. Ein Rechteck, das sich füllte | das volllief mit Licht.

Das Licht sank herunter, auf die andere Seite der Hecke, etwas schwappte herüber, auf die Steine um uns herum, die warfen Schatten auf sich und aufeinander und auf die Bodendecker und Sträucher. Die Schatten wurden schärfer.

Wagner summte eine Melodie. Lux lucet in tenebris. Halogen-Metalldampf, vier mal sechs mal vier mal eintausend | 4 x (6 x 4 x 1000) gleich vier mal vierundzwanzigtausend gleich sechsundneunzigtausend Watt. Wagner murmelte: »Was das wieder kostet.«

Er deutete hinunter in die Grube.

»Siehst du das?«

Unterm Wasserspiegel schimmerte es dunkel.

»Was ist das?«

Wagner: »Der Deckel.«

Ich: »Warte.«

Ich setzte mich an den Rand, ließ die Arme hängen, so gut es ging, und streckte die Beine von mir, nach Europa, so gut es ging. Es ging nicht gut. Es ging nie gut. Wagner stieg vom Bagger und setzte sich neben mich. Kopf mit Horn im kalten Licht.

Wagner schloss die Greifschalen – nur so weit, bis die Deckelbretter knarzten.

Ich hörte, wie es in der Grube krachte. Ein Schmatzen. Festgesaugte Wangeninnenseite, die sich aus einer Zahnlücke löste. Das Sirren der Hydraulik. Als ich die Augen öffnete, sah ich im Westen tropfmorsches Holz aufs Gras fallen, darüber die Flutlichtlampen. Im Osten der Lehmhaufen. Im Norden, am Kopfende, ein Häufchen Muttererde, im Süden Wagner III, der Bagger, ich.

Es hatte alles seine Ordnung.

Wagner III: »Jetzt guck schon hinein.«

Ich hätte es besser wissen können | müssen. Doch das, diesen Anblick, hatte ich nicht erwartet. Auf dem Wasser schwamm ein unnatürlich großer Torso, ein Riesenmenschenkörper, weißes Wachs vom Hals bis zu den Knien.

Ein gut aufgegangener Teig. Donut in Frittierfett. Die Unterschenkel (skelettiert) knickten ab und verschwanden im Schlamm. Ebenso die Arme. Der Kopf war nicht zu sehen.

Wagner III: »Die Leute gießen zu viel. Das Fett, das bleibt.«

Wagner wollte weiterbaggern. Ich rief: »Was tust du da!«

»Weiterbaggern?«

»Du kannst doch nicht! Ich mach das. Von Hand. Ich geh da rein.«

Er zog die Leiter vom Elektrokarren.

Ich: »Ich kann doch keine Leitern steigen. Wie soll ich denn Leitern steigen? Ich bin viel zu fett zum Leitern steigen!«

Wagner atmete schwer: »Dann hol schon mal die Knochenkisten. Die liegen auf dem Kompostplatz, ganz hinten, hinter den Abfallgitterkörben. Drei Stück, das müsste reichen.«

Die Knochenkisten, das waren zusammengetackerte Obststiegenbrettchen (Fichte, roh). Ich lud sie auf den Karren. Ich fuhr zur Sakristei, das Zwetschgenwasser holen. Setzte mich auf einen schwachen Stahlrohrstuhl. Trank eine große Tasse (norddt.: Pott, hier: Hafen) Zwetschgenwasser. Das Fett, das bleibt. Noch eine. Schlief ein. Träumte?

Wagner III weckte mich. Ich sagte: »Du hast ja gar keinen Fernseher.«

Wagner: »Ich bin so schon dumm genug.«

Er zog ein Buch aus der Tisch-Schublade. Es war mit PVC-Folie bezogen, auf dem Rücken die Signatur einer Bibliothek. Die Signatur der Bücherei der Kreisstadt. Es war immer noch die alte Schrifttype, von schwarz zu grau gebleicht. Darunter eine der alten Signaturaufkleberfarben, blass. Die Signatur versetzte mich in eine freudige Erinnerungserregung. Erinnerung an die Erregung, die ich spürte, als ich zum ersten Mal verstand, was das war: eine Bibliothek. Erinnerung an ein heftiges Reisefieber. Mit diesen glatten Einbänden, mit diesen Buchstaben und Ziffern unterm Plastik hatte einmal meine Auswanderung begonnen.

Wagner: »Ich frag mich, warum die das alles schreiben.«

Er stellte das Buch auf den Tisch, dann zog er die Rhinozerosmaske hoch, über die Augen, setzte die Zwetschgenwasserflasche an und leerte sie in einem großen Schluck.

Wagner: »Guck. Wenn du unter den Titel zwei Jahreszahlen schreibst, dann hast du einen Grabstein. In Australien gibt es einen Stamm, wenn da einer gestorben ist, dann scheißen die Hinterbliebenen auf sein Grab. Aus Trauer. Deshalb schreiben die das alles. Die scheißen Geschichten auf Gräber.«

Er zog die Maske wieder über das Kinn und sagte: »Du kannst jetzt runter.«

Der Lehm war mal klebrig (nach oben; Adhäsion), mal glitschig (nach vorn, also unten; Scherkräfte usw.). Ich hielt mich an der Grasnarbe fest. Wenn beide Füße sicher auf einer Stufe standen, setzte ich einen Fuß nach vorn, nach unten. Stufe um Stufe stieg ich hinunter. Ich hielt mich an den Lehmwänden fest.

Ich musste fünf Mal gehen. Fünf Mal hinunter und wieder hinauf.

Weg eins: zwei Wadenbeine mit Schienbein. Die Schienbeine hatten zuerst noch mit Bändern am Knie gehangen. Die Bänder lösten sich, als ich die Knochen anhob.

Weg zwei: ein Oberarmknochen mit Elle (leicht gebogen, dickes Ellenbogenende) und Speiche (kantiger Knüppel). Handwurzel-, Mittelhand- und Fingerknochen fielen ins Wasser. Ich konnte sie auf dem Boden der Grube ertasten und bergen. Deine kalten, schmutzigen, abgeschlagenen Hände. Deine unejalen Hände. (Nachschlagen: unejal.)

Weg drei: noch ein Oberarmknochen mit Elle; Handknochen fielen wieder ins Wasser. Ertastet und geborgen.

Verschollen: äußere Knochen (Phalanx distalis) von Zeige- und Ringfinger.

Weg vier: Bauch (Abdomen) mit Oberschenkeln. Sehr schwer. Wagner III kam mir auf halbem Weg entgegen. Ich wollte Bauch und Becken und Oberschenkel nicht voneinander trennen und versuchte, alles in eine Kiste zu pressen.

Das Fettwachs an den Schenkeln dellte unter dem Druck meiner Hände. Über dem Knie löste sich ein Stück. Ich zerrieb es zwischen den Fingern. Es war hart und krümelig wie eine Stearinkerze (nicht essbar). Es war weich und krümelig wie das Fleisch einer schlecht gelagerten Avocado (essbar, aber schmeckt nicht). Meine Fingerbeeren schimmerten fettig.

Ich hatte einen üblen Geruch erwartet. Raclette oder Bauchnabeldreck, in diese Richtung etwa | ungefähr. Aber nichts. Das Fettwachs roch wie eine klamme Ledertasche, die ein paar Jahre im Keller gelegen hatte.

Die Masse passte nicht in die Kiste. Ich schlug mit der Faust auf den Bauch. Perkussionsschall, gedämpft. Ein Niemand bist du, ein Nichts!

Weg fünf: der Kopf. Der hing nur noch lose am Rumpf, er hing hinterm Hals unter Wasser. Ein winziger Widerstand war zu spüren, ein zartes Geräusch, ein Knacken | Knacksen | Schnalzen wie leises Zungenschnalzen. Die Zungenspitze leicht an den Vordergaumen gedrückt, den Mund halb geöffnet, die Zunge weggeschnalzt vom Gaumen, so ein Geräusch. Das Geräusch, mit dem in manchen Ländern die Männer den Frauen hinterherschnalzten. Nicht mir.

Ich hob den Schädel hoch. Das Haar zurückgekämmt (Haarwasser). Die Augenlider beide erhalten, das linke besser als das rechte. Das rechte Augenloch wie halb geöffnet im Schlaf. Er beobachtete mich immer noch. Deine feuchten, verklebten, verlorenen Augen.

Die Fettpfröpfe der Wangen hatten sich in weiße Wachsklumpen verwandelt. Aus dem Mundloch tropfte Wasser. Ich sah das Fett, den Kopf, das Mundloch. Ich konnte keine Stimme hören.

Das dicke Kinn glänzte wie Porzellan. Ich fasste es zwischen Daumen und Zeigefinger: »Raus mit der Sprache!« Das Porzellan brach auseinander und fiel ins Wasser. Ich harkte mit gespreizten Fingern die Fettstücke auf dem Wasser zusammen. »Sag schon!«

Wagner III stieg hinunter und zog den Oberkörper (Thorax) herauf. »Normal mach ich so was mit dem Spaten klein.«

In der Grube schwamm ein weißes Kopfkissen.

Wagner III: »Das Grab von deiner Mutter ist da drüben.«

Aus dem Baggergreifer rieselte Aushublehm, bis das Knochenkistenholz nicht mehr zu sehen war.

Meine Augen tränten.

Wagner III: »Kontaktlinsen?«

Ich: »Heuschnupfen.«

Wagner: »Kann gut sein, dass in dreißig Jahren nichts mehr von ihm da ist. Jetzt ist noch mal Sauerstoff rangekommen. Aber sicher ist das nicht. Wer weiß, unter wen deine Mutter kommt, wenn sie da raus muss. Vielleicht unter dich.«

Bei Wagner in der Sakristei. Heißes Wasser, Gebäck. Ich kaute den vorletzten Mürbekeks und sagte: »Da gibt es auch einen Stamm, wenn da einer gestorben ist, dann streichen die Hinterbliebenen ein Wort aus ihrem Wortschatz.«

Wagner, letzter Keks: »Da werden denen ihre Bücher aber auch immer dünner.«

In der frühen Sonne ging ich durchs Dorf. Zum Tage, der Euer ist. Boden: Asphalt. Bei jedem Schritt, bei jedem Aufsetzen eines Fußes schmatzte Grabwasser im Schuh. Auf dem Hinweg hatten die Fenster geknallt und die Rollläden. Jetzt, auf dem Rückweg, traten die Leute vor ihre Häuser.

Die Leute: »Guten Morgen!«

24

Das dauerte. Manchmal kam Yannick (der Kleine) in die Werkstatt. Zuerst ging die Brettertür auf, nach außen. Helles Rechteck, hochkant. Niemand zu sehen. Dann lehnte ein Schattenriss im Türsturz, Schulter an der Zarge (Stahl, rostpicklig). Dann stand Yannick neben mir am Stein und registrierte schweigend jeden Schlag.

Zuerst mussten diese scheußlichen Kreuzstummel weg, die aus dem Stein wuchsen, oben links und links oben, diese Sinnstiftungsreste. Das Ende vom linken Querbalken, das aus der Flanke des Steins herauskam: weg. Links aus Zuschauersicht, nicht aus Sicht Jesu. Das Kreuz als Theater, nicht als Wappen. Der Querbalken, Symbol der Verbundenheit von Mensch und Erde. Ein Grab allein war genug (viel zu viel) Symbol Verbundenheit Mensch – Erde. Weg.

Der Kopf des Längsbalkens, Verbundenheit des Menschen mit dem lieben Gott bzw. dem, der den, der da einmal angenagelt gewesen war, letztlich da hatte annageln lassen: weg.

Ich haute mit dem Spitzeisen drauflos. Aus dem Marmor stieg ein Gestank, der mit jedem Hieb dichter wurde. Viele parts per million, noch mehr parts per million. Ein Gestank nach faulen Eiern | Schwefelwasserstoff. Verfaultes Plankton und zermatschte Trilobiten aus der Kalksteinküche, in der dieser Stein gebraut worden war vor zehn Millionen Generationen (hypothetisch). Gleich ebenso viel Geburten und ebenso viel minus eins Toden | Begräbnissen (hypothetisch).

So stank es in der Hölle selbst. Das war jetzt also der Geruch, den seine Leiche | seine Reste nicht (rpt: nicht) verströmt hatte | hatten; der Gestank war aus ihm direkt in den Stein gefahren, in die Kohlenstoff- und die Pyritadern, und mit jedem Schlag des Fäustels auf das Spitzeisen, mit jedem Splitter, der vom Stein sprang, atmete der Stein aus und stank ganz gottserbärmlich in die Werkstatt hinein.

Yannick (der Kleine) rümpfte die Nase und schaute mich tadelnd an. Kopf schief, Schnute. Ich: »Das war ich nicht. Das ist der Stein.«

Ich drosch mit dem Stockhammer, Fleischklopfer aus Stahl, die gespitzten Flächen der Balkenenden herunter, der Aufsatz immer feiner, bis die Flächen gleichmäßig waren wie die feingestockten Flanken des Steins.

An der Ecke, oben links, blieb eine Einkerbung, ein Falz, den ich versucht hatte zu übersehen. Er war nicht zu übersehen. Der Winkel, den die Kreuzbalken bildeten, ragte an der Ecke in den Steinquader hinein. Eine Scharte. Ein Stein mit einer deutlich sichtbaren Macke.

Nächster Tag. Ich malte Buchstaben unter und über den Namen des Vaters. P, A, U, L, A. Falsche Proportionen: eine lange Pause nach dem P, Paulapause, dann kam erst das A. Es klebte mit dem Fuß am U. Das L war zu breit. Das (wieder zu lange Pause) zweite A driftete nach Nordost. Ich pfuschte die gepfuschten Lettern in den Stein. Haute, steil von links, von rechts, die Nut.

Ich haute einen sechsstrahligen Stern | Asterisken (auch: zur Kennzeichnung von erschlossenen, nicht belegten Wortformen). Der geriet kursiv.

Ich versuchte ein Griechisches Kreuz. Zwei kurze Geraden, die sich trafen zwischen dem Vater und mir. Dann war der Stein zerschrieben.

Nächster Tag ff. der Bossen. Alles, was weg muss vom Stein. Hier: die Vorderseite bis runter zur Sohle der Nut.

Bossieren: den Bossen wegschaffen. Wegschaffen, was weg muss.

Ich riss den Bossen ringsherum an mit dem Stahlstift, dann sprengte ich die Kanten ab. Der erste Schlag schon war zu tief angesetzt, ein großes Marmordreieck sprang weg. Eine bruchraue Delle, die tiefer lag als der Riss. Die würde bleiben.

Abspitzen, einebnen, Schlag ziehen. Ein tiefer Rahmen aus Schraffur, eine kleine Handbreit, lag auf der Fläche | der sozusagen Leinwand. Die Initialen des Namens des Vaters verschwanden bereits in dem Rahmen | waren schon weggehauen. Der Restname vom Vater und mein schlecht proportionierter Vorname quollen aus dem Rahmen heraus.

Mit dem Korundstein (Aluminiumoxid) schliff ich die Kanten ab.

Beim Abspitzen der Fläche verschwommen der Name des Vaters und meiner, bis sie in den Tälerchen der Hügelchenlandschaft verschwunden waren. SORRY, NO REAL-

TIME INFORMATION AVAILABLE FOR YOUR REQUESTED FLIGHT.

Die Handflächen waren rot lasiert von Rost und Schweiß und Kalkstaub. Ich rieb darin herum, die Handlinien wurden schwarz. Ich rubbelte sie frei, rollte schwarze Würstchen die Herzlinie und die Kopflinie entlang und wieder zurück und schüttelte die Würstchen ab. Die Fingergelenke schmerzten vom Eisenhalten links und vom Fäustelhalten rechts.

Ich langte nach dem Stockhammer. Ich langte nach der Flex. Ich spielte mit dem Anstellwinkel, der Schleifkranz kreischte (Industriediamanten), und wenn ich lange und genau genug hinhörte, erkannte ich die Melodie | das Klingelspiel. Das war die Musik aus der Werkstatt, wenn ich im Steinbecken lag. Das Klingeln, der Staub, der elektrische Geruch aus dem Motor der Flex: Kindheitssedativum.

Nur an den Gestank, der jetzt schwächer, doch noch immer aus dem Stein und, wenn ich mich über die Platte beugte, in die Nase und ins Gehirn stieg, an den Gestank erinnerte ich mich nicht. Das waren die Fürze des Teufels und seiner verrotteten Sippschaft, die hatten den Vater vergiftet.

Auf dem Bänkstein, der unter dem Marmor herausragte, sammelten sich Absprengsel und Abschliff zu Hyperbel-Ästen aus Steinmehl; Abwehungen, die vom Stein weg abwärts übergingen von Bröckchen und Splittern in Grieß und Puder.

Die Trennscheibe griff nicht mehr. Ich wollte das Schleifblatt wechseln. Ich drückte mit der flachen Hand auf die Verschlussmutter, die war heiß, die Haut am Handballen zischte.

Rekonstruktion. Am Ende haute er nur noch falsche, ganz ausgedachte Namen in den Stein. Namen, die es gar nicht geben konnte. Die keine Ähnlichkeit mit irgendeinem existierenden Namen hatten. Namen, die keine Erinnerung hervorriefen.

Slash Rekonstruktion.

Das war komplizierter als ROT13. Das war eine Verschlüsselung, für die es keinen Schlüssel gab. Aber eine Verschlüsselung, für die es keinen Schlüssel gab, das war keine Verschlüsselung.

Rekonstruktion. Er sagte: »Ich schreib dem Teufel doch nicht seinen Einkaufszettel!« Und: »Wenn man den Stein liest und man denkt nicht an den Menschen, dann ist der auch nicht tot.«

Hinter der Werkstatt stapelten sich die abgelaufenen Steine, die er immer noch vom Friedhof holte, auch dann noch, als er keinen Stein mehr verkaufte, höher und höher; vor der Werkstatt standen die aufgearbeiteten, die niemand bezahlen wollte. Er pflasterte mit den Steinen den Fußweg von der Haustür zur Straße, die Waschküche im Keller, die Terrasse, und am Ende auch die Einfahrt.

Slash Rekonstruktion.

Am Ende war der Stein glatt, aber gewölbt (konvex). Ich hatte vom ersten Schlag an falsch geschlagen | ungenau. Falsch und ungenau, das war das Gleiche. Von den Kanten her nicht tief genug, gleich von den Kanten her zu hoch gehauen aus Furcht, wie beim ersten Schlag zu tief zu hauen. Jetzt wölbte sich der Stein. Eine polierte Wölbung mit Wellen | Dellen darin, aber die Schrift war verschwunden, und darauf kam es an. Unter dem Glanz (Korn 24, 60, 100 usw., zuletzt: 600) leuchteten in noch hellerem Weiß die Preller, überschliffene Abdrücke der Stockhammerzähne. Ich beugte mich über die Platte. Ein Mondgesicht mit hellen Prellersommersprossen.

Viel später standen auf dem Stein zwei Namen. Die Schrift um die Namen herum bedeckte ganz die Vorderseite des Steins, von Kante zu Kante. Die Schrift auf dem Stein behauptete zu benennen, was nicht sichtbar oder nicht mehr sichtbar war. Die Baustellentafel über der fertigen Tunneldecke. Big Dig. Big Dick.

Schon der Entwurf der Schrift war falsch proportioniert gewesen. In keinem Wort stimmten die Zwischenräume und in keiner Zeile war der Abstand zwischen den Wörtern einigermaßen gleichmäßig.

Die Lettern selbst: krumm und schartig. Die Geraden nicht gerade, die Rundungen nicht rund. Die Beizkanten der Lettern waren nicht scharf und flatterten oder, im besseren Fall: schwangen hin und her. Eine Nut, die oben schon tief und steil war, konnte auf dem Weg nach unten, zum Fuß der Letter, noch tiefer und steiler werden, um kurz vor Schluss dann doch ganz flach und beinah plan auszulaufen. An manchen Stellen hatten einzelne große Kristalle, beim Fertigbeizen unvorsichtig herausgesprengt, die ganze Nut zerrissen.

Oben links, gleich neben der Kreuzbalkenscharte, zeigte der polierte Stein sein bruchraues Inneres. Ich hatte um die zu tief abgestemmte Stelle einfach herumgehauen | herumgeschrieben.

Vom Fenster her fiel das Licht über den weißen Stein und warf in den Nuten scharfe Schatten. Jeder einzelne Buchstabe war hässlich und verkehrt, doch die Schrift als Ganzes wirkte wie ein absichtsvolles Muster. In der Vielzahl hoben die Fehler einander auf.

Ich hätte den Stein gern selbst gesetzt, doch so lange konnte ich nicht mehr bleiben. Die Erde musste wenigstens ein Mal durchregnen und gefrieren und wieder durchregnen und trocknen. Erst im nächsten Frühjahr konnte das Fundament gegossen und der Stein gesetzt werden. Wer sollte den Stein setzen?

Die Schwester und der Schwager schliefen seit ein paar Wochen getrennt. Wenn ich nachts aus der Werkstatt ins Haus ging, hörte ich ihn aus dem Wohnzimmer schnarchen.

Es war wohl möglich, dass seine toten Schwiegereltern bald seine toten ehemaligen (nicht: ehemaligen toten) Schwiegereltern waren. Den Schwager brauchte ich nicht zu fragen.

Die Schwester brauchte ich schon gar nicht zu fragen.

Ich hantierte mit Besenstielrollen unter dem Stein, um ihn ohne Hilfe in einen alten Bettbezug einschlagen zu können, da öffnete sich die Tür. Niemand zu sehen. Ich stopfte das Bettzeug unter dem Stein hindurch, zog auf der einen Seite ein Holz heraus und schob es auf der anderen Seite wieder unter den Stein. Ich bemerkte hinter mir einen Schatten und sagte: »Gut, dass du kommst, Yannick! Hilf mir mal!«

»Nix Yannick.«

Ich erschrak und fuhr herum. Die pralle, dunkelrote Nase von Wagner III. Mond- | Marslandschaftsnase. SORRY, NO REAL-TIME INFORMATION AVAILABLE FOR YOUR REQUESTED FLIGHT.

Im ganzen Dorf und in allen Siedlungen, sogar der ohne Attribut, war bekannt, dass Wagner III den Friedhof nur verließ, um im Discounter schräg gegenüber, am unteren Ortsausgang, Lebensmittel einzukaufen, Konserven, Nudeln, H-Milch, alle vier Wochen Montag Vormittag um acht Uhr dreißig. Was wollte er hier?

»Kleinen Ausflug gemacht«, sagte er. »Wollte doch mal sehen.« Wagner betrachtete den Stein, flüsterte die lange Inschrift und versuchte dann, die beiden Namen laut und flüssig herzusagen, was ihm nicht gelang. Dann sagte er: »Und jetzt brauchst du einen, der den Stein setzt.«

25

Wo ist meine Zeit, Braut, Knoppixpartition, Sorglosigkeit, liebe Zeit, Signatur, Traumfrau, Sorglosigkeit, Adressleiste, Schokolade bloß geblieben.

Wo ist meine Datei, Datei, geliebte freie Zeit, Hoffnung, Antwort, Jugend geblieben.

Wo ist meine Prozessorleistung, alte Bundesbahn, alte Kraft, braune Haut, geliebte freie Zeit geblieben.

Antwort, Kohle, Zahnbürste, Onlinezeit, Gewichtstabelle, Kraft, Taskleiste, ganze Arbeit, Kindheit usw.

Eine Mail von meiner ehemaligen Agentur. Sie brauchten dringend, bis in anderthalb Tagen, fünftausend Wörter. Maschinenbau/Tiefbautechnik. Man wisse, das sei sehr kurzfristig. Auch müsse wohl für das Lektorat etwas mehr veranschlagt werden. Weitere Aufträge folgten mit Sicherheit usw. Ich sei doch hoffentlich nicht mehr böse, das sei etwas unglücklich gelaufen »alles«, »letztens«. Im Anhang gleich die Purchase Order, das Worthonorar drei Cent geringer als bisher, das waren zwanzig Prozent.

Eine Mail vom Schwager: »Bleibst du hier?«

Ctrl + R: »Kommst du mit nach Amerika?«

Das war die letzte Mail, die ich an den Schwager schickte. Dann, Ctrl + D, löschte ich alle Mails mit seinem Namen (From und To).

Auf dem Fenstersims lag die Beretta. Indoor use only. Pixelgenaue Präzision – reaktionsfreudiger Abzug – schnelle Schussfolgen. Das schwarze Plastik war bleich und spröde. Sie sah nicht mehr sehr echt aus.

Im Steinbecken trieben, weißes Fett, zwei Körper. Yannick (der Kleine) und Lucas (der Große) hatten sich mit Vaseline eingeschmiert, wegen der Kälte, und aus Protest gegen meine Abfahrt ins Becken gelegt. Das Funkeln der Blattgoldlettern im Wasser war hinter | unter dem Dreck des Herbstes, dem Staub und dem Laub nur zu ahnen. Neben dem Becken im Gras lag ein Bogen Zeichenblockpapier. A3, 120g/m^2, holzfrei. Dicker schwarzer Filzstift: »Du musst hier bleiben!«

Links und rechts die Altberliner Straßenlaternchen mit ihren Leiterstegen | Ärmchen. Der Lampenputzergartenzwerg war irgendwann von seiner Leiter unter den Schneebeerenstrauch (Symphoricarpus albus) gefallen. Niemand hatte ihn aufgehoben. Ich zupfte eine Beere und warf sie mit Kraft zu Boden (Granit, Syenit). Die Beere ploppte leise, als sie platzte. Zwei Reihen Ziffern, ein Kreuz. 1861 plus 1937. 3798. Der Rollkoffer rumpelte über den Sandsteinbruch.

Die Schwester chauffierte mich. Bergauf. Wir passierten das Ortsschild. Ein Tanklaster (Milch, dreißigtausend Liter) bog um die Serpentine, von der Schutz- | Leitplanke (Stahl) um die Haarnadelkurve geleitet, raste uns entgegen und an uns vorbei, talwärts. Im Außenspiegel sah ich, wie es den Laster unten im Dorf, vor dem Haus, aus der Kurve trug. Der Schwager stand hinter dem Fenster, hinter den Kräutertöpfchen und den Blei- und Filzstiftdöschen, und schaute uns, seiner Frau und seiner Schwägerin | meiner Schwester und mir, hinterher. Der Milchlaster überraschte den Schwager. Der Milchlaster durchbrach die Hauswand zur Küche. Von der Kühlschranktür fiel der Magnet mit der Skyline meiner Stadt ab, nachtblau der Sky, und unter der Line elektrische Sternchen. Die Klebebandrolle hüpfte vom Filzstift, rollte über den Terrakotta-Boden und boxte gegen den Sockel eines Schubkastenunterschranks. Der Schubkasten rollte heraus, man hätte denken können, die Ursache dafür sei die Erschütterung des Schubkastenunterschranks durch die Klebebandrolle, doch die Ursache für das Herausrollen des Schubkastens war die Erschütterung des ganzen Hauses durch den Laster, was man nicht sehen konnte, wenn man sich auf den Sockel des Schubkastenunterschranks konzentrierte.

Der Schubkasten rollte heraus. Er wurde gleich gestoppt und federte zurück, denn die Schubkästen waren immer noch kindergesichert mit Stoppfedern (Polypropylen).

Ich überlegte, was ich meinem Kind einmal über seinen vom Milchlaster erdrückten Vater erzählen würde, falls das Warten auf die Regel nicht bald ein Ende haben, falls die Milchsäure ohne Diaphragma doch nicht genügt haben und also die Ausnahme von der Regel eingetroffen sein sollte.

Die Schwester sagte, eigentlich habe sie sich das alles anders vorgestellt. Man könne sich sein Leben eben nicht aussuchen. Ich wollte zuerst widersprechen. Dann dachte ich, dass sich das Thema schlecht eignete für eine Autofahrt von einer knappen halben Stunde.

26

Alle äußerlichen Zeichen werden geändert. Alle Arten von Abendkleidern werden geändert. Alle Arten von Ledern werden geändert. Alle Arten von Textilien werden geändert. Alle Sonderzeichen werden geändert. Alle Speisekarten werden geändert. Alle drunterliegenden Verzeichnisse werden auch geändert. Alle Farben werden geändert etc. Alle Layouts werden geändert, die Übersicht geht total flöten und die Smileys werden von Wechsel zu Wechsel hässlicher. Alle Kanäle werden geändert. Alle Filialen werden geändert in Stützpunkthändler. Alle Dinge und alle Regeln werden geändert, denn mit mir werdet ihr von der Liebe leben. Alle Winkel, alle Waffen im Spiel werden geändert. Alle Versionen werden geändert. Alle Versionen werden geändert. Alle Ortseingangsschilder werden geändert.

Der Korrigierstift | Korrekturkuli zeigte in den Monitor. Der Korrekturkuli (rote Mine), der im Glockenturm einer Modellbahnkirche steckte, die auf dem Schreibtisch vor dem Monitor stand. Das Modell meiner Taufkirche. Weißer Hochkantquader, HO | 1:87, spritzgegossenes Polystyrol. Die Kirche klebte auf Modellbahnplatten in halb oder viertel Europa, und einmal hatte ich die Kirche sogar in der Haupthalle der Union Station, Washington, D.C., gesehen, in einem dieser Plexiglasquader, bei denen man nur fünfzig Cent in einen Geldschlitz werfen musste, und dann fuhren in dem kleinen Plexiglasquader unter der prächtigen Beaux-Arts-Kuppel die Züge los, die BR 89, das war die kleine Tenderlok (Deutsche Reichsbahn), das Krokodil (Schweizer Bundesbahnen) und die mächtige EMD F7, die Diesellok der Atchison, Topeka and Santa Fe Railway. Für fünfzig Cent zogen die Züge ihre Fracht und ihre Passagiere über Gleisschlaufen und -kreise eines idealen Plexiglaskastenkontinents, umrundeten das weiße, geschmackvoll patinierte Kirchlein, das inmitten roter Satteldächer (maligner Dorfknoten), »ich weiß es!«, fleißig aufzeigte, und nach zehn Minuten stoppten die Züge wieder, egal, wo sie sich gerade befanden – auf einem Bruchsteinviadukt über dem Rhein, in einem Alpentunnel oder auf einem Pass in den Rocky Mountains, stoppten und standen still wie das weiße, geschmackvoll patinierte Kirchlein zwischen den roten Satteldächern, das partout niemand drannehmen | aufrufen wollte. Bleiben lassen: Anthropomorphisiererei.

Die Zeiger der Kirchturmuhr standen auf zehn nach zehn. Die Uhr auf dem Monitor rechts unten zeigte 15 Doppelpunkt 14.

Ordner zippen, Mail an Lektor. Sorry für the delay, Ctrl + Return. Rechnung an die Agentur: »Bin die Woche weg, vacation wie angek.«

Das Bodenbelagsglossar! Ordner zippen und ab: »Beinah vergessen, voilà!«

Die Katze saß, die Vorderbeine durchgedrückt, zwei Rheumafellsäulen, aufrecht auf dem immer noch nicht ausgepackten | dem schon gepackten (taking decisions, your task) Hartschalenkoffer. Die Kratzer auf der Hartschale schienen immer mehr zu werden, Kratzer und Schleifbahnen kreuz und quer, Weißschraffur auf oder in Dunkelsilbermetallic.

Telefon. Die Schwester. Klang wie Mutter. Mir war nie aufgefallen, wie ähnlich ihre Stimmen waren. Ich verstand sie nur schlecht. Von draußen, unter dem hochgeschobenen Fenster herein, drang der Radau | Lärm von der Baustelle vor dem Haus, der Lärm der Bohrer, Trennschleifer, Rüttelmaschinen und Rammböcke.

Ich: »Sekunde, ich mach eben mal das Fenster zu.«

Ich: »Jetzt.«

Die Schwester: »Du schläfst beim Kleinen im Zimmer. Der schläft beim Großen. Die beiden freuen sich schon auf dich. Ich mich auch.«

Boden: Sisal, Boden: Nadelfilz, Boden: Steinzeug. Die Katze kam um die Ecke geschlendert, blieb stehen und schaute gelangweilt an mir hoch. Wasser lief über den Teller und schob langsam (zu kalt) die orange Lasur weg, das Soßenfett weg, an den Tellerrand, in den Ausguss.

Beim Abtrocknen bemerkte ich den Lärm des Ausgussschredders. Ich erinnerte mich nicht daran, ihn eingeschaltet zu haben. Er häckselte sinnlos das Soßenfett. Er klang anders als sonst. Kein tieftoniges Mahlen, das beim Schreddern (Ausguss voll) immer heller wurde, schließlich (Ausguss leer) nur noch leise sirrte. Die Schneiden schabten an irgendetwas. Sie wurden langsamer und blieben stehen. Das wütende Brummen eines geknebelten Elektromotors.

Die Katze schaute zum Ausgussunterbau. Der Sicherungsschalter über der Spüle schnappte mit einem lauten Klacken um. Der Blick der Katze klappte nach oben.

Im Flur fiel die Wohnungstür ins Schloss. Die Katze rannte Jeff entgegen.

Jeff zog den Deckel (Karton, alukaschiert) von der Aluschale. Die Katze miaute, sprang auf den Stuhl und stellte sich auf den Hinterbeinen an den Tisch. Sie sah die gedünsteten Maiskolben, roch die zerlassene Butter und wandte sich maulend ab.

»Jeff, der Schredder ist kaputt. Kannst du bitte danach sehen? Ich muss gleich los.«

Spätester Check-in: 16 Uhr 25. Jetzt war es kurz vor vier. Das Taxi musste jeden Moment da sein. Ich war gut in der Zeit. Ich fuhr den Rechner herunter. Der Monitor erlosch. Die Zeiger der Modellbahnkirche standen auf zehn vor zehn.

Dank

Der Autor dankt sehr herzlich Matthias Heinz (www.denkstein-grabmale.de), »Wagner III«, Sabine Franke, Signe Rossbach, Marlen Guld, Andreas Albrecht und Gunnar Cynybulk.

Amerika – Work – Text – Death
Ein | vier Nachwort(e)

AMERIKA

Als Bov Bjerg sein Studium am Deutschen Literaturinstitut Leipzig aufnahm, war er mit seinen 35 Jahren ein alter Student. Wie es wohl für ihn wäre, im Seminar von wesentlich Jüngeren kritisiert zu werden, hatte ihn einer der Professoren beim sogenannten Eignungsgespräch gefragt. Aber genau das wollte er ja, mit ein paar Gleichgesinnten, ob jung oder älter, neue Szenen ausprobieren. Denn längst war ihm bewusst, dass einige der Texte, die er nachts auf Berliner Lesebühnen vortrug, immer länger, literarischer und unwitziger gerieten. Er wollte weniger vorlesen und stattdessen mehr aufschreiben.

Doch an seinem ersten Studientag im Oktober 2001 konnte er das Institut nicht ohne Weiteres betreten. Er war überpünktlich wie immer (»Fünf Minuten vor der Zeit: wahre Pünktlichkeit«), doch das berühmte, von Johannes R. Becher begründete Institut, an dem schon Adolf Endler, Kerstin Hensel oder Katja Lange-Müller studiert hatten, war abgeriegelt. Es befindet sich direkt neben dem US-Konsulat, und aufgrund der Anschläge vom 11. September waren die Zuwege abgesperrt und wurden scharf bewacht.

Die Vereinigten Staaten hatte Bov Bjerg zum ersten Mal 1995 bereist. New York hatte er bestaunt, die zwei Türme, Greenwich Village, den Central Park. Und natürlich die Freiheitsstatue und Ellis Island, die berühmte Insel der Einwanderer. Hier ließ und lässt man die Geschichte hinter sich – als Freikirchler die religiöse Verfolgung, als Jude die Pogrome. Wenn du nur tüchtig bist, schaffst du es, so das amerikanische Versprechen. Zwar gibt es auch hier Regeln, »It's the law« steht unter einem jeden Verbotsschild, aber es ist klar, dass diese nicht von oben oder gestern kommen, sie sind gemeinsam beschlossen vom Volk. Dagegen wirkte Europa ständisch, bürokratisch und repressiv. Alte Welt.

Einige Jahre später besuchte Bov Bjerg erneut die USA, die inzwischen ihre Einreisebestimmungen drastisch verschärft hatten. Wieder ging es an die Ostküste, vier Wochen on the road. Eines der Reiseziele hieß Boston, wo gerade die städtische Hochautobahn unter die Erde verlegt wurde. Die ganze Stadt war eine einzige Baustelle. Bagger, Kräne, dampfende Dieselmaschinen: »the Big Dig«, das große Graben.

»Deadline« beginnt in Boston (und endet auch da). Es ist die Wahlheimat der Antiheldin des Romans. Paula – ihr Name fällt erstmals auf Seite 60 –, hat die obskure Idee, zu Fuß zum Flughafen zu gehen, ihren Rollkoffer hinter sich herziehend, der für die Bodenbeläge, die Gruben und Hindernisse nicht geeignet ist. Dass der Boden, jene Schicht zwischen Litho- und Atmosphäre, existentielle Unterlage von Tier und Mensch, wie es in den Roman-Motti heißt, aufgebrochen ist, scheint kein gutes Omen zu sein für ihre bevorstehende Reise in die Alte Welt.

2006 stellte Bov Bjerg das »Deadline«-Manuskript fertig. In seiner theoretischen Prüfung wurde der Absolvent zu Franz Kafkas »Prozess« und »Der Verschollene«, auch bekannt als »Amerika«, befragt. Danach war er ein vierzigjähriger Schriftsteller mit Diplom.

Dass sich Bov Bjerg mit dem Werk des bedeutendsten deutschsprachigen Schriftstellers der Moderne intensiv beschäftigt hat, ist eine wertvolle Spur. Im berühmten »Brief an den Vater« schildert Kafka sein lebenslanges Bemühen, dem Einfluss des Vaters zu entkommen. Darin heißt es: »Manchmal stelle ich mir die Erdkarte ausgespannt und Dich quer über sie hin ausgestreckt vor. Und es ist mir dann, als kämen für mein Leben nur die Gegenden in Betracht, die Du entweder nicht bedeckst oder die nicht in Deiner Reichweite liegen.« Zum Beispiel Amerika. Der Traum von Freiheit, Licht und Glück wird umso klarer, je dunkler die Schatten der Alten Welt fallen.

In Bov Bjergs preisgekröntem 2020 erschienenen Roman »Serpentinen« blitzt abermals Amerika auf. Der Ich-Erzähler – alle Romane des Autors sind in der Ich-Perspektive gehalten – begegnet darin auf einer USA-Reise zufällig einer ehemaligen Mitschülerin wieder. Veronika kommt, wie er selbst, von der Schwäbischen Alb und ist nach Kalifornien ausgewandert. Dort leitet sie ein »großes Konferenzhotel, fünf Sterne, Blick auf den Pazifik«. Das von seinen Mitschülern gemobbte Mädchen hat die Alb eindeutig hinter sich gelassen: »Veronika hatte sich befreien können von ihrem Vater, von ihrem Dorf und von Arschlöchern wie mir«, denkt der Erzähler und freut sich tagelang wie ein Kind.

Auch Paula, die Erzählerin und Protagonistin von »Deadline«, kommt von der Schwäbischen Alb und ist fortgegangen, womöglich, um sich zu befreien. In ihrem Bostoner Apartment lebt die Donuts liebende Übersetzerin technischer Gebrauchsanweisungen allein mit ihrer Katze, kein Stern und kein Meer sind in Sicht. Sie ist »schon so richtig amerikanisch dick«, kurzatmig und nervös. Zurück nach Deutschland muss sie reisen, weil das Grab ihres Vaters abgelaufen ist und aufgelassen werden muss. Irgendwie ist das ärgerlich. Warum geht man überhaupt weg, wenn die Anforderungen der Familie bis nach Amerika reichen, selbst nach dem Tod des Vaters? Und irgendwie ist es tatsächlich so, als habe die Scham den Vater überlebt.

WORK

Arbeit ist im Werk von Bov Bjerg kaum befreiend oder inspirierend. Sie ist Knochenarbeit, die als Reinigungskraft, Kassiererin oder Bauarbeiter verrichtet wird. Selbst wenn der Arbeitnehmer white collar ist und eine akademische Ausbildung absolviert hat, bleibt sein Arbeitsalltag von Termin- und Leistungsdruck beherrscht. Solche Art der Arbeit ist quälend und erniedrigend, denn in Wahrheit nimmt die sogenannte Arbeitnehmer:in die Arbeit nicht entgegen, sie ist die eigentliche Geber:in der Arbeit, nicht ihr Boss! Empörender und falscher Sprachgebrauch.

Die Abiturient:innen, die im »Auerhaus« eine Land-WG gründen, wissen genau, was nach dem Abitur auf sie wartet. Sie rebellieren gegen den Lebenslauf aus »Birth – School – Work – Death«, wie er in den Schubladen der Unternehmen, Elternhäuser und Organisationen längst für sie bereitliegt. Einige von ihnen wollen später nach

Berlin gehen – jenes kleine Ellis Island, das ein alternatives Leben verspricht. Dort ist man vor der Bundeswehr und dem Konformitätsdruck einigermaßen sicher.

Boston ist noch weiter weg als Berlin. Dort lebt Paula, wie es scheint, nur für ihre Arbeit. Die unförmige Übersetzerin funktioniert formal gut. Im Akkord schafft sie für eine Agentur und bekommt dafür ihren Zeilenlohn. Durch E-Mails ist sie jederzeit erreichbar. Akribisch hält sie sich an Abgabetermine und versucht der Zielsprache gerecht zu werden. Anders als der Simultanübersetzer in Xavier Marias' »Mein Herz so weiß« gebraucht sie ihre Macht als Überbringerin von Bedeutung nicht, ja, sie ahnt noch nicht einmal, dass sie über Macht verfügt. Darin gleicht sie ihrer Kollegin aus Ingeborg Bachmanns Erzählung »Simultan«, die sich erschöpft und ohnmächtig fühlt von der Last der Sprachen. Und dennoch rebelliert Paula auf ihre Art.

Paula, Mitte dreißig, hat einen großen Wortschatz, der weit mehr Vokabeln umfasst, als ein normal gebildeter Mensch im Laufe seines Lebens erwerben kann. Sie verfügt über englische oder lateinische Fachbegriffe aus den Bereichen der Technologie, Medizin, Geologie oder dem Handwerk, die sie präzise in ihre Muttersprache übertragen will. Dabei arbeitet ihr Gehirn wie eine künstliche Intelligenz, die augenblicklich Wortvarianten anbietet, aber keine eigenen oder endgültigen Treffer setzt. Auch in ihrer freien Zeit ist ihr Denken beherrscht von einer »Beobachtungs-, Benennungs- | Katalogisierungswut«. Einen alltäglichen oder ungefilterten Sprachgebrauch kennt Paula nicht mehr, sie hat die Macke, alles registrieren und etikettieren zu müssen. Der wütende Thesaurus in ihrem Kopf stoppt immer wieder den Fluss der Syntax. So ist ihr Kopf voller Zitate und Schlagworte, aber sie meint nichts. Indem sich Paula eines abschließenden Urteils enthält, verweigert sie die Schlussendlichkeit.

Es ist beeindruckend, mit welcher Genauigkeit Bov Bjerg die berufliche Deformation seiner Figur recherchiert und gestaltet hat. Ähnlich genau nimmt er es mit dem Beruf von Paulas verstorbenem Vater. Der war der Friedhofssteinmetz des Dorfes. Er haute und setzte nicht nur die neuen Grabsteine, sondern holte auch die alten wieder vom Friedhof ab. Und pflasterte damit skurrilerweise die Wege und Terrasse seines Grundstücks. Wenn man sein Haus betrat, in dem mittlerweile Paulas Schwester Tina mit ihrem Mann Martin und den beiden Kindern wohnen, ging man über die Namen und Daten von Toten hinweg.

Für Bov Bjerg war klar, dass Paula am Schluss des Romans einen Grabstein bearbeiten müsse. Er hatte Respekt vor der Steinmetz-Arbeit und wollte das Handwerk genau verstehen, bevor er es beschrieb. Also suchte er nach einem Steinmetz, der ihn in die praktische Arbeit einführen konnte, und zwar nach einem, der die Schrift noch per Hand in die Steine trieb. Der Innungsmeister versprach, ihn bei der Suche zu unterstützen, doch nach einer Woche meldete er sich kleinlaut zurück: In ganz Berlin gebe es niemanden mehr, der die Schrift noch auf die traditionelle Art in den Stein haue. Über ein paar Ecken wurde Bov Bjerg doch noch fündig: Zwei Wochen lang durfte er bei einem gelernten Kunstbildhauer mitarbeiten. Er trug die alte Schrift ab, polierte den Stein, um dann mit Hammer und Meißel neue Buchstaben einzuschlagen. Abgesehen von der Erkenntnis, dass die Arbeit weh tut und hart ist, fand der Lehrling heraus, dass so etwas Lebloses wie ein alter Stein fürchterlich stinkt: Wenn der Meißel auf Einschlüsse trifft, verbreitet sich ein Millionen Jahre alter Gestank. Aus der zweiwöchigen Recherche wurden dann zwei Romanseiten.

TEXT

Ich erinnere mich an den ersten Text, den ich mit technischer Hilfe lektorierte. Einer meiner Autoren lebte vorübergehend in Mexiko, und die langen Postwege von per Hand redigierten Textteilen hätten das Erscheinen seines Romans stark verzögert. Um die Jahrtausendwende herum nutzten immer mehr Menschen das Internet und die sich etablierenden Textverarbeitungsprogramme, also versuchten auch wir es, um den Drucktermin einzuhalten. Wir machten Korrekturen und Gegenänderungen mit verschiedenen Farben im Word-Programm kenntlich und sandten uns die Kapitel hin und her. Es ging so fix, und es blieb nur die pure Arbeit am Bildschirm übrig. Indigene Bräuche und spanische Begriffe konnten ebenfalls online recherchiert werden, man musste nur die Verlässlichkeit der Quellen überprüfen, so gut es eben ging. So entstand ein Text scheinbar ohne Mühe, unsere Gesichter waren bleich vom Kunstlicht.

Allerdings sprach man damals nicht von »indigenen«, sondern von »indianischen« Bräuchen. Die koloniale Herablassung, die darin aufgehoben war, wurde auch von den an Victor Klemperers sprachkritischen Schriften geschulten Lektor:innen meines Verlags nicht gehört, auch nicht von mir, dem Germanisten und Historiker, der gern seinen Freund:innen die Worte »abartig« oder »ausmerzen« verbot.

Für diese Neuausgabe von »Deadline« hat Bov Bjerg seinen Roman noch einmal gelesen. Auch bald zwanzig Jahre nach seiner Niederschrift lässt er keinen Verschleiß erkennen, im Gegenteil. Nur eine Passage wollte der Autor, abgesehen von orthografischen Fehlern, ändern: Nachdem Paula ihren Heimflug verpasst hat, besucht sie ein Museum. Der Wächter, ein alter Herr, ist schwarz. »Ein African American, Afrikanischer Amerikaner, Mutter würde ›N.‹ sagen, würde sagen ›N., huch, das darf man ja nicht sagen‹.« So steht es jetzt in der vorliegenden Fassung. Ursprünglich war das N-Wort ausgeschrieben und wurde nun, nach besserem Wissen, vom Autor zurückgenommen.

Mit dem Internet bekommt auch Paulas Arbeit am Text eine neue Dimension. Damals, etliche Jahre vor Edward Snowdens Enthüllungen, sah man im Netz noch nicht den totalen Überwachungsapparat. In gewisser Weise war das Internet noch unschuldig und versprach Antworten auf viele Fragen. Auch Paula befragt dieses weite Weltbewusstsein, als sei es ein Orakel. Sie gibt unfertige Sätze in die Suchleiste ein und lässt die Maschine das Ende und damit den Sinn hinzufügen: »Wir essen, weil wir Hunger haben. Wir essen, weil es uns schmeckt. Wir essen, weil wir unseren Körper mit lebenswichtigen Nährstoffen versorgen müssen, um gesund und leistungsfähig zu bleiben. Wir essen, weil wir wachsen. Wir essen, weil wir müde, gelangweilt, einsam, ängstlich, deprimiert oder gestresst sind, sagt Robert Thayer, Psychologieprofessor an der California State. Wir essen, weil Essen da ist.« In meinen Ohren klingen hier Celan und Jandl an oder die Litanei von Psalmen und Mantras.

Ebenso wie seine Protagonistin war Bov Bjerg früh fasziniert von den sprachspielerischen und schöpferischen Möglichkeiten des World Wide Webs. Von jenem gigantischen, immer größer werdenden Textkorpus, der die Sprachen und Gedanken von Milliarden Menschen versammelt und zum Spiel anbietet. Und somit zur Befreiung nicht nur von grammatikalischen, sondern womöglich von Denk- und Machtmustern, von Lebensläufen nach dem Bausatz »Birth – School – Work – Death« taugt. Als Blog-Pionier hat er selbst Suchmaschinengedichte verfasst, besser gesagt: sich von der Suchmaschine das Sprachmaterial liefern lassen. Die letzte Strophe eines dieser Gedichte, geschrieben 2004 nach dem Dritten Golfkrieg, geht so: »American soldiers are missing / American soldiers are violating the Geneva Convention / American soldiers are supposed to believe«. Das Bild von »Amerika« hat sich verändert; es hat sich verflüssigt oder vervollständigt, und die künstlichen Zeilen sind durchaus kunstvoll. Kurz scheinen dialektische Wahrhaftigkeit und Schönheit auf. Doch was folgt daraus?

Und was fängt die übergewichtige Paula mit den Weissagungen zum Thema Essen an? Nichts. Ihre verzweifelte Suche nach Halt oder Trost läuft ins Leere: »Ich tupfte die Schokoladenstreusel vom Teller und drückte

Ctrl + M. War da draußen noch jemand?« Die weltweite Vernetzung hebt ihre Einsamkeit nicht auf, sie verstärkt sie vielmehr. Inzwischen ist Paula im Haus ihrer Eltern eingetroffen. Das Grillfest der Schwester findet auf der aus Grabsteinen gebauten Terrasse statt, »auf Lettern und Ziffern, die glänzten golden oder waren in den Stein gekerbt oder aus dem Stein herausgehoben oder dunkelgrau gefasst«. Sie liest eine verschlüsselte Mail ihres Schwagers, der ihr Avancen macht. Überall ist fremder Text, Nötigung durch Zeichen. Doch die eigentliche Frage lautet: Wie sieht ihr eigener Quelltext aus? Wer oder was hat Paulas künstliche Intelligenz programmiert? Und wie lautet das Schlusswort ihres eigenen Satzes?

DEATH

Nachdem »Deadline« fertiggestellt war, machte sich Bov Bjerg auf die Suche nach einem Verlag. Eine namhafte Agentin hatte ihn im Lauf der Jahre immer wieder nach Texten gefragt, nun schickte er ihr »Deadline« zu. »Ein Bestseller wird das nicht«, lautete ihr Urteil, und tatsächlich konnte sie den Roman in keinem Verlag unterbringen. So ging der Autor selbst Klinken putzen. Der Cheflektor eines renommierten Literaturverlags fühlte sich nicht in der Lage, »Deadline« zu beurteilen. Auch andere Häuser passten oder schwiegen.

Bov Bjerg wusste, dass sein Manuskript zu unbequem für den Literaturbetrieb war, es entsprach nicht der gehobenen Unterhaltung, die alle suchten. Doch dass es so konsequent abgelehnt werden würde, hatte er nicht gedacht. Während die Arbeiten seiner Kommiliton:innen gedruckt, besprochen und gefeiert wurden, fiel er als Lesebühnenschreiber und DLL-Absolvent zwischen beide Stühle. Zum Glück gelangte das Manuskript durch Empfehlung von Josef Haslinger auf den Schreibtisch von Sabine Franke, Lektorin im Mitteldeutschen Verlag, der sich in der Literatur neu etablieren wollte. Nach der Lektüre von »Deadline« wusste Franke, dass sie den Roman unbedingt herausbringen wollte.

Schon lange störte es sie, dass in der Gegenwartsliteratur meist erzählt werde, als habe die Moderne nie stattgefunden. Bei »Deadline« dagegen fand sie, dass dieser Roman auf der Höhe der stilistischen Möglichkeiten war, dass sich hier jemand ein ganz eigenes Erzählverfahren gesucht und darin ein jetztzeitiges Buch geschrieben habe. Denn so funktioniere sie eben, die Wahrnehmung einer Figur im technischen Zeitalter. So fühlten sich Sprachverliebtheit, aber auch Einsamkeit, Scham und Besessenheit an. Dabei hatte das Ganze auf lakonische Art Witz – und das makabre Ausgraben der Fettleiche des Vaters geradezu etwas Österreichisches. Dass die kühne Heldin sich am Ende gar das Fett von den Fingerspitzen leckt!

Der Mitteldeutsche Verlag fasste sich ein Herz und druckte statt der üblichen 500 Exemplare ganze 750. Im Herbst 2008 erschien »Deadline«, wurde verhalten, aber freundlich besprochen und verkaufte sich 224 Mal. Jene Agentin sollte also recht behalten. Ein paar Jahre später brannte das Außenlager der Verlagsauslieferung ab und vernichtete die restliche Auflage. »Die ganze Nacht dauerten die Löscharbeiten, mehr als 10.000 Paletten voll mit

Büchern sind zerstört worden«, berichtete die Branchenpresse. Zwei Romanbestseller später werden die wenigen Bücher im Privatbesitz antiquarisch für 300 bis 400 Euro gehandelt. Ob diese Preise mit der vorliegenden Neuausgabe fallen, ist ungewiss.

Dreimal in ihrem Leben war Paula unpünktlich. Zu Beginn des Romans verpasst sie erstmals einen Abgabetermin und mailt ihren fertig übersetzten Text eine halbe Stunde zu spät an den Auftraggeber. Dann ist sie auch noch zu spät dran für ihren Flug nach Europa. – Doch die verpasste Deadline, die ihr Leben bestimmen sollte, liegt dreißig Jahre zurück. »Da war ich sechs Jahre alt. Da war ich zehn Jahre alt. Da war ich gerade zehn, zwölf, fünf, acht, eineinhalb, elf Jahre alt. Ungefähr, erst, etwa, knapp fünf Jahre alt. / Seit diesem Tag vor dreißig Jahren war ich immer pünktlich. Überpünktlich.«

Hier ist er, Paulas Quelltext. Gleich zu Beginn ihres inneren Monologs bekennt Paula, dass ihr im Vorschulalter ein Schock durch Kopf und Glieder gefahren ist: Der Suizid des Vaters hat sie traumatisiert und konditioniert. Der Satz ihres Lebens ist eben nicht vierteilig, er besteht lediglich aus »Birth« und »Death«, aus Stern und Kreuz. Die Anfangs- und Endzeichen hat auch Paulas Vater jahrelang in die Grabsteine gehauen. Erst kurz vor seinem eigenen Ende weigerte er sich, die Namen der Toten in den Stein zu schreiben, und auch die Kreuze wollte er nicht mehr meißeln. Nachdem sie seinen Stein vom Grab entfernt hat, beginnt Paula, seine Daten zu tilgen. Sie schafft weg, was wegmuss, sprengt, ebnet ein, schleift ab. Probehalber malt sie ihren eigenen Namen unter den des Vaters und beginnt ihn in den Stein zu treiben, krumm und schartig. Schreiben ist Überschreiben.

Vielleicht ist es möglich, sich zu befreien. Durch einen Text, in einem ganz eigenen Stil, bestehend aus »unejalen« Worten und schönen kubistischen Sätzen.

Gunnar Cynybulk im März 2021